Principais doenças provocadas por vírus, bactérias, protozoários e helmintos

Versão especial para o Clube de Autores

Edson Perrone

2024

Apresentação

Tive a iniciativa de escrever esse livro para servir como facilitador de ensino ou aprendizagem em relação às principais doenças provocadas por vírus, bactérias, protozoários e vermes. Como podemos observar, durante esses muitos anos lecionando, esse assunto foi um dos temas comumente citados nas principais provas seletivas para entrada nas universidades do Brasil.

Aqui vamos tratar basicamente daquelas doenças comuns que afligem nossa população e em determinadas situações podem ser limitadoras de desenvolvimento tornando-se fator preocupante quando se pensa na forma global.

Dessa forma, o conhecimento sobre parasitologia básica pode despertar a curiosidade, mostrando caminhos para a redução de casos e construção de uma sociedade consciente e capaz de solucionar alguns problemas de saúde.

Aqui, também, mostraremos algumas curiosidades sobre doenças e apontaremos os melhores caminhos para estabelecer um conhecimento capaz de facilitar o domínio e consulta sobre o assunto.

Agradecimentos

Agradeço a minha esposa Angela pela paciência incondicional e companheirismo durante toda nossa jornada. Aos meus filhos Tiago e Lucas, meus verdadeiros amigos e apoiadores. As minhas novas filhas Gabriela e Aline pelo carinho e por deixarem nossa família muito mais alegre.

Dedicatória

Dedico esse livro aos meus alunos que sempre foram os reais motivadores e meu entusiasmo para continuar aprendendo a ensinar.

Índice

Introdução 8
Algumas informações importantes 9
VÍRUS 13
Características gerais dos vírus 13
Principais doenças provocadas por vírus 18
AIDS 18
Catapora (Varicela) 20
Caxumba 22
Chikungunya 24
Corona vírus 25
Dengue 30
Ebola 34
Febre amarela 36
Gripe (Influenza) 39
Hepatites virais 42
Herpes simples 46
Herpes zóster 49
HPV 51
Meningites virais 54
Mononucleose 56
Poliomielite (paralisia infantil) 57
Raiva (hidrofobia) 59
Rubéola 61
Sarampo 63
Varíola 65
Zika 68
BACTÉRIAS 71
Características gerais das bactérias 72
Principais doenças provocadas por bactérias 77
Antraz (carbúnculo) 77
Blenorragia (gonorreia) 80
Botulismo 81
Cárie dentária 83
Clamídia 85

Cólera 87
Coqueluche 89
Disenteria (Shigelose) 92
Difteria 93
Doença de Lyme 96
Febre maculosa 97
Febre tifoide 100
Hanseníase (lepra) 102
Leptospirose 105
Meningite meningocócica 107
Pneumonia bacteriana 108
Sífilis 110
Tétano 113
Tifo epidêmico (exantemático) 115
Tuberculose 118
PROTOZOÁRIOS 121
Características gerais dos protozoários 121
Principais doenças provocadas por protozoários 126
Amebíase 126
Babesiose 128
Balantidíase (balantidiose) 130
Doença de Chagas (ripanosomíase) 132
Doença do sono 139
Giardíase 140
Leishmaniose 143
Malária 147
Toxoplasmose 154
Tricomoníase 157
HELMINTOS - PLATELMINTOS 160
Características gerais dos Platelmintos 161
Principais doenças provocadas por Platelmintos 163
Esquistossomose 163
Fasciolíase (fasciolose) 167
Hidatidose (cisto hidático) 170
Teníase e cisticercose 172
Tênia do peixe (difilobotríase) 178
HELMINTOS - NEMATELMINTOS 181
Características gerais dos Nematelmintos 182

Principais doenças provocadas por Nematelmintos 183
Ascaridíase 183
Amarelão (Ancilostomose e Necatoríase) 185
Bicho geográfico (larva migrans) 189
Enterobiose (oxiuríase) 191
Filariose (elefantíase) 192
Oncocercose 196
Strongiloidose (strongiloidíase) 199
Triquinose (triquinelose, triquiníase) 201
Leitura complementar 203

Introdução

Sempre me perguntam com surgem as doenças. Para entender esse questionamento, devemos buscar outros conhecimentos sobre a ordem natural da vida que é regida por fatos desde, aproximadamente, 3,5 bilhões de anos. Esses fatos podem ser resumidos em:

1- Os seres vivos dependem dos outros e do ambiente para sobreviverem.
2- O ambiente está em constante modificação, bem como a vida.
3- Só sobrevivem aqueles que estão adaptados ao ambiente, portanto, existem reciclagem de formas de vida.
4- O que conhecemos agora é apenas um momento da história que já foi bem diferente e, provavelmente, será diferente no futuro.

A busca de alimentos, de locais de sobrevivência e reprodução sempre foram fatores preponderantes na evolução das espécies. Assim, podemos entender que o corpo dos seres vivos pode ser adequado à vida de determinadas espécies. Desta forma, alguns seres hoje estão bem adaptados à vida parasitária, o que não obriga que sua origem tenha sido desta forma. Portanto, esses fatos vêm acontecendo a muitos anos, bem antes do conhecimento humano sobre a interação desses seres, ficando difícil entender a sua origem.

Entender e explicar a evolução e seus mecanismos pode ser mais complicado do que se pensa. É complexo entender os efeitos de cada um dos mecanismos evolutivos e de sua interação nas populações naturais, requerendo o conhecimento de técnicas interdisciplinares complexas e, desta forma, algumas pessoas podem ter dificuldades com isso, principalmente na área médica, onde os ensinamentos sobre evolução são básicos.

As dificuldades podem estar associadas ao nosso pensamento individual, ao invés da exigência do pensamento em termos populacionais e sua variabilidade genética, isso traz obstáculo para a compreensão da evolução. Outro ponto de dificuldade é que a explicação e compreensão de como a seleção natural induz a adequação de estruturas, bem como perdas de características.

Essas interações entre parasitas e hospedeiros muitas vezes é fascinante e complexa podendo ser interpretada como fatos que se aperfeiçoaram ao longo do tempo. Por exemplo: para uma tênia existir no intestino humano, é necessário esse parasita faça uma autofecundação e seus ovos sejam liberados no ambiente nas fezes humanas; esses ovos precisam sobreviver no ambiente e serem ingeridos por hospedeiros intermediários como o porco ou boi. No corpo desses animais, os ovos eclodem e liberam as larvas, que migram para a corrente sanguínea e se alojam em várias partes corpóreas. Quando um homem ingere a carne malcozida desse animal, pode ingerir a larva viva, que no intestino se torna uma nova tênia. De forma simplificada, observamos muitos fatos para a sobrevivência dessa espécie de parasita e adaptações como a ausência de sistema digestório que não é necessário já que pode absorver os nutrientes no nosso intestino. Assim, podemos entender as complexas alterações que aparecem ao longo de muito tempo de seleção natural.

Algumas informações importantes

1- **Agente etiológico** – É o parasita que provoca uma determinada doença. Ex: *Plasmodium* sp. que provoca a malária; H1N1 é o vírus da peste suína; *Schistosoma mansoni* é o platelminto que provoca a esquistossomose.

2- **Vetor** – É o organismo que pode transmitir doenças infecciosas entre os seres humanos ou de animais para humanos. Ex: Mosquito da dengue, *Aedes aegytpi*, que é o vetor da dengue; O barbeiro, *Triatoma* sp., que é o vetor da doença de Chagas.

3- **Parasita obrigatório** – É o parasita que não consegue viver sem um determinado hospedeiro. Ex: *Plasmodium* (que provoca a malária). *Leishmania* (leishmaniose), *Trypanosoma* (doença de Chagas), *Ascaris* (lombriga), *Ancylostoma* (amarelão) entre outros.

4- **Parasita facultativo** – Pode viver no ambiente, mas quando em contato com um hospedeiro, pode parasitá-lo. Ex: larvas de moscas (insetos), algumas amebas (protozoários). O hospedeiro pode ser denominado de facultativo.

5- **Parasita acidental** – Pode viver parasitando um hospedeiro que não é o que completa seu ciclo de vida natural. Geralmente provocam malefícios diferentes no hospedeiro acidental. Ex: *Toxoplasma* (toxoplasmose) que no gato é um parasita intestinal e no homem pode danificar a retina, cérebro e embrião/feto. O hospedeiro pode ser denominado de acidental.

6- **Hospedeiro definitivo** – É aquele onde o parasita faz a sua reprodução sexuada. Ex: Homem no ciclo de vida do *Schistosoma* (esquistossomose), mosquito (malária).

7- **Hospedeiro intermediário** – É aquele que no ciclo de vida do parasita, ele não se reproduz ou apenas faz a reprodução assexuada. Ex: Caramujo (esquistossomose), homem (malária).

8- **Parasita monoxeno** – Utilizam apenas um hospedeiro para fazer seu ciclo de vida. Ex: *Ascaris* (lobriga) consegue realizar todo seu ciclo de vida no corpo humano. Assim, dizemos que realizam um ciclo monxeno.

9- **Parasita heteroxeno** – Precisam de dois hospedeiros (definitivo e intermediário) para completar seu ciclo de vida. Ex: *Plasmodium* (malária) precisa do homem (hospedeiro intermediário) e do mosquito (hospedeiro definitivo). Assim, dizemos que realizam um ciclo heteroxeno.

10- **Endoparasita** – Parasita que vive dentro do corpo do hospedeiro. Ex: *Ascaris lumbricoides* (lombriga) vive no intestino humano.

11- **Ectoparasita** – Parasita que vive sobre o corpo do hospedeiro. Ex: mosquitos, pulgas, piolhos.

12- **Infecção** – Quando o hospedeiro é atacado por parasitas unicelulares. Ex: protozoários, bactérias.

13- **Infestação** – Quando o hospedeiro é atacado por parasitas multicelulares. Ex: *Ascaris* (lombriga), *Wuchereria* (elefantíase), *Ancylostoma* (amarelão).

14- **Zoonose** – São doenças transmitidas entre animais e pessoas. Ex: dengue, doença de Chagas, toxoplasmose, filariose, entre muitas doenças.

15- **Endemia** – É uma doença que tem recorrência em uma região, mas sem aumentos significativos no número de casos. Ou seja, o problema se manifesta com frequência e segue um padrão relativamente estável. Ex: Malária no norte do Brasil; Dengue na região sudeste do Brasil.

16- **Surto** - Ocorre quando há aumento localizado do número de casos de uma doença. Ex: quando um existe um aumento do número de casos de dengue em uma determinada região. É possível ocorrer um surto de uma doença até dentro de um local restrito como um hospital.

17- **Epidemia** – Ocorre quando existe um aumento no número de casos de uma doença em várias regiões, mas sem uma escala global. Ou seja, o problema se espalha acima do esperado, sem uma delimitação geográfica específica. Ex: No Brasil, ocorreu uma epidemia de febre amarela (1850); gripe espanhola em 1918.

18- **Pandemia** – Quando uma epidemia se torna globalizada. Ex: Peste bubônica, causada pela bactéria *Yersinia pestis,* se espalhou por meio do contato com pulgas e roedores infectados; O vírus H1N1, responsável por causar a popularmente conhecida gripe suína, foi o primeiro patógeno a causar uma pandemia no século 21; O caso mais recente em nossa história é a pandemia de COVID-19, decretada em 2020.

19- **Doença negligenciada** – É um grupo de doenças infecciosas, muitas delas parasitárias, que afetam principalmente as populações mais pobres e com acesso limitado aos serviços de saúde; especialmente aqueles que vivem em áreas com baixo desenvolvimento social. Ex: Leishmanioses, doença de Chagas, hanseníase, dengue e malária, ascaridíase entre tantas.

20- **Profilaxia (medidas profiláticas)** - É o termo utilizado para denominar as medidas utilizadas na prevenção ou atenuação de doenças. Ex: Hábitos corriqueiros de higiene, como lavar as mãos, beber água tratada, combater vetores, saneamento básico, são algumas das profilaxias mais comuns.

21- **Virulência** - É a capacidade que um agente biológico tem em produzir efeitos graves ou fatais. Está relacionada com a sua capacidade de multiplicação no organismno infectado, produção de toxinas, entre outros fatores.

22- **Vacina** - É uma preparação biológica que cria imunidade ao receptor contra determinado agente etiológico. Uma vacina tipicamente contém um estimulador que pode ser o agente etiológico atenuado, suas toxinas, partes de proteínas e até de parte de seu ácido nucléico, visando estimular o sistema imunológico do corpo a poder reconhece-lo como uma ameaça, destruí-lo e manter um registro, uma memória, para que possa, mais facilmente, reconhecer e destruir qualquer um desses microrganismos que posteriormente encontre.

VÍRUS

Tentar explicar a origem da vida no nosso planeta é, ainda, complexo e, portanto, aceitamos hipóteses com explicações justificáveis, mas não estão dentro de um patamar aceito de forma geral. Para tentar explicar a origem dos vírus na terra é muito mais complexo e, portanto, muitas hipóteses surgem e geram debates calorosos entre os pesquisadores.

Podemos aceitar que para ser considerado um ser vivo, o candidato precisa ter, no mínimo, uma célula e ter metabolismo (um conjunto de reações químicas que regulam o seu funcionamento e capacidade de reprodução). Por isso, supõe-se que pequenas moléculas de RNA (um tipo de ácido nucleico), chamadas ribozimas, que são capazes de se reproduzirem, tenham sido o primeiro passo para a vida na Terra.

Cientistas defendem que as ribozimas se aproveitavam, como parasitas, do material genético suspenso na água para se reproduzir. Entretanto, esses genes que elas parasitavam desenvolveram defesas contra esses ataques, o que acabou por impedir a reprodução das ribozimas. Com o tempo, os genes evoluíram para células primitivas; e as ribozimas (aqueles pequenos fragmentos de RNA) evoluíram para parasitas dessas células, ou seja, os ancestrais dos vírus atuais.

É fácil pensar que na evolução dos seres vivos o mais simples originou o mais complexo. Entretanto, o vírus é um exemplo, entre outros, que a evolução não é bem assim. Como o vírus é um parasita intracelular obrigatório, ele só pode ter surgido após o aparecimento da célula.

Características gerais dos vírus

Os vírus são estruturas biológicas extremamente pequenos e bastante simples. O seu tamanho pode variar de 20 a 300 nm de diâmetro.

Nanômetro é uma unidade de medida do sistema métrico que corresponde a 1 bilionésimo de 1 metro, ou seja, 1 metro dividido por 1 bilhão. Seu símbolo no Sistema Internacional de Unidades é nm. Trata-se de uma medida com escala microscópica.

Os vírus são organismos que não possuem célula (acelulares), portanto, não recebem nomes científicos como os demais seres, sendo conhecidos por siglas. Sua estrutura formada basicamente por proteínas (capsídeo) e ácido nucleico (DNA ou RNA). Ainda existem alguns que possuem um envoltório extra, o envelope (vírus envelopados) que é formada principalmente por glicoproteína, glicolipídeos e fosfolipídeos, podendo conter material da membrana de uma célula hospedeira da qual o vírus saiu. Algumas glicoproteínas presentes no envelope servem para identificar e se encaixar nos receptores de membrana na célula que será parasitada. Então, o envelope viral se funde à membrana, permitindo que o genoma viral (DNA ou RNA) entre e infecte a célula hospedeira.

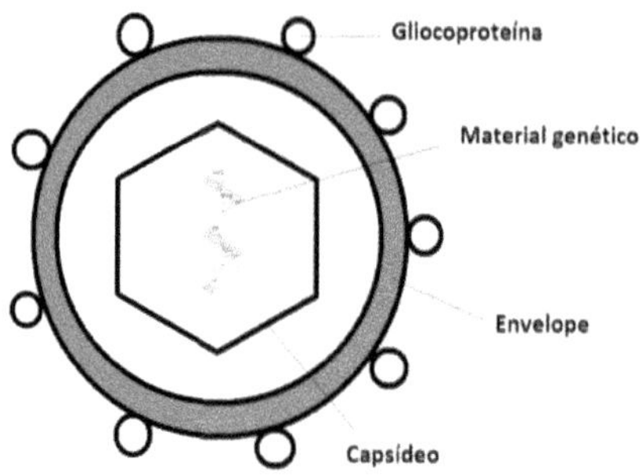

Visão geral de um vírus

Os vírus não conseguem metabolizar sozinhos, portanto, são parasitas intracelulares obrigatórios. Desta forma, quando estão fora da célula apresentam uma forma inanimada (cristalizada) denominada de vírion. Quando invadem uma célula hospedeira, geralmente muito específica, sua única função vital é utilizar os componentes celulares para fazer cópias virais (reprodução).

Dependendo do tipo de material genético dos vírus (o seu genoma), podem ser classificados como ribovírus (quando possuem RNA) ou desoxivírus (quando possuem DNA).

Os retrovírus (HIV) são ribovírus com uma enzima especial, denominada transcriptase reversa, portanto, essa enzima funciona para realizar uma transcrição invertida. Para facilitar, observe a figura a seguir que mostra como as células fazem a transcrição e tradução naturalmente.

Os retrovírus utilizando a enzima transcriptase reversa produz um DNA a partir do RNA do vírus, portanto, faz o inverso que geralmente ocorre nas células, justificando sua denominação.

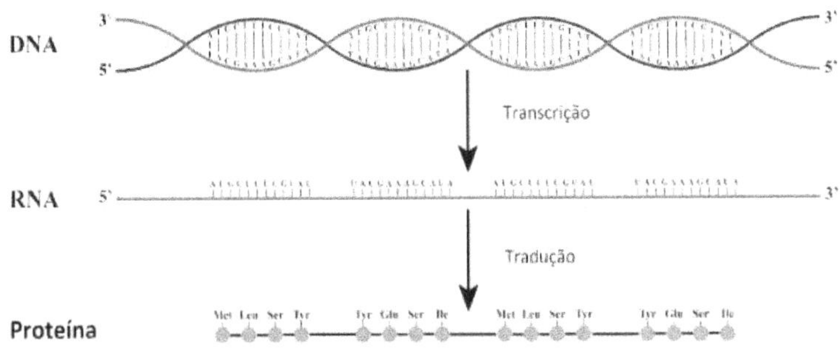

Esquema evidenciando de forma geral a transcrição e tradução

RNA viral —— Transcriptase reversa ——→ **DNA viral**

Ação da transcriptase reversa

Outros ribovírus agem de forma diferente. Os ribovírus de cadeia negativa possuem RNA genômico com as mesmas sequências de bases nitrogenadas dos RNA mensageiros (RNAm) formados. Dessa maneira, moléculas de RNA servem de modelo para a síntese de moléculas de RNA complementares à cadeia molde. Simplificando, esses vírus, o próprio RNA viral pode sintetizar as novas proteínas para compor os novos vírus.

De forma diferente dos vírus de cadeia negativa, existem os vírus de cadeia positiva que produzem um RNAm para poderem sintetizar novas proteínas. Portanto, simplificando, os vírus de cadeia positiva não conseguem sintetizar novas proteínas, precisando produzir antes um RNAm.

Ribovírus de cadeia negativa

RNA viral ——→ **Sintetiza novas proteínas**

Ribovírus de cadeia positiva

RNA viral ——→ **RNAm** ——→ **Sintetiza novas proteínas**

Resumo da ação dos ribovírus de cadeia negativa e positiva

De acordo com o tipo de ciclo de vida que um vírus realiza ele pode ser classificado com de ciclo lítico ou lisogênico. No ciclo lítico o vírus destrói a célula hospedeira e no ciclo lisogênico a célula não morre. Doenças causadas por vírus lisogênico tendem a ser incuráveis e alguns exemplos incluem a AIDS e herpes. Sob determinadas condições, naturais e artificiais (tais como radiações ultravioleta, raios X ou certos agentes químicos), uma célula parasitada por vírus de ciclo lisogênico pode realizar ciclo lítico.

Padrões básicos de reproduções virais

Os vírus só se reproduzem no interior da célula hospedeira, por isso são considerados parasitas intracelulares obrigatórios, utilizando a estrutura celular como matéria prima para gerar suas cópias.

> *Alguns autores preferem dizer que os vírus se replicam e não se reproduzem devido a sua característica ímpar de ser ou não considerado ser vivo.*

A primeira etapa da reprodução dos vírus é o contato com a superfície das células hospedeiras. Geralmente ocorre através de uma "porta de entrada" um facilitador (geralmente uma proteína ou glicoproteína) presente no envelope ou capsídeo capaz de reconhecer na membrana celular da receptora.

Após a etapa de contato do vírus com a célula hospedeira, pode ocorrer, no caso dos vírus envelopados, a fusão direta do envelope com a membrana citoplasmática ou, nos vírus sem envelope, injetar seu material genético na célula hospedeira.

A seguir haverá um processo de liberação do genoma viral no citoplasma. Quando ocorrer fusão do envelope com a membrana da célula, o capsídeo é liberado diretamente no citoplasma e o genoma viral deve ser liberado no citoplasma.

Agora, simplificando, o genoma viral pode, utilizando os recursos da célula hospedeira, produzir novas cópias virais, funcionando como RNAm (cadeia negativa) ou precisando produzir um RNAm (cadeia positiva). Essas cópias podem ser liberadas no meio extracelular (brotamento) ou através de uma lise (quebra) celular.

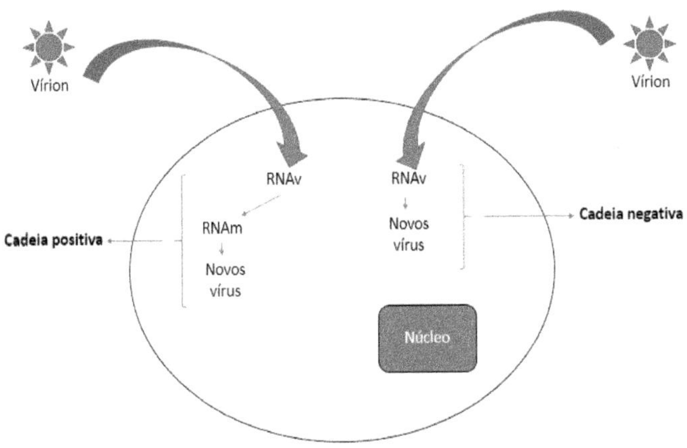

Esquema simplificado dos processos de reprodução dos ribovírus

Os retrovírus se replicam de forma um pouco diferente. Após a penetração do RNAv (RNA do vírus) e da enzima transcriptase reversa no citoplasma da célula hospedeira, inicia-se o processo de produção de um DNAv (DNA viral) a partir do RNAv pela transcriptase reversa. Esse DNAv inicial é de fita simples e logo produz a fita dupla típica dos DNA comuns nas células. Essa "receita de vírus", o DNAv, invade o núcleo e se funde ao DNA humano, formando o provírus. O provírus pode ficar um longo período no genoma humano ou logo começar a produzir RNAm que vai para o citoplasma (é a receita de vírus). Agora, sem saber, a célula vai produzir cópias do vírus.

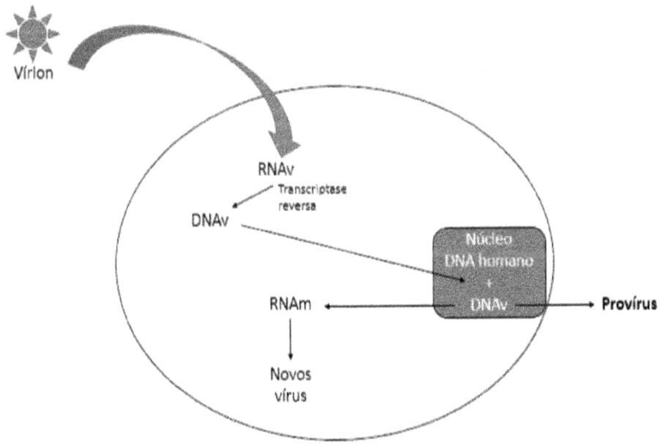

Esquema simplificado da ação dos retrovírus

PRINCIPAIS DOENÇAS PROVOCADAS POR VÍRUS

AIDS – Síndrome da Imunodeficiência Adquirida

É uma doença crônica causada pela infecção com o vírus HIV (vírus da imunodeficiência humana). O vírus danifica células do sistema imunológico e a capacidade do organismo de se defender contra outras doenças. Ter HIV não é o mesmo que ter AIDS. O indivíduo infectado pelo vírus tem HIV e pode passar anos sem manifestar AIDS, que é a doença.

Em 1983, o HIV-1 foi isolado de pacientes com AIDS na França e nos EUA, recebendo os nomes de LAV (Lymphadenopathy Associated Virus ou Vírus Associado à Linfadenopatia) e HTLV-III (Human T-Lymphotrophic Vírus ou Vírus T-Linfotrópico Humano tipo III) respectivamente nos dois países. Em 1986, foi identificado um segundo agente etiológico, também retrovírus, com características semelhantes ao HIV-1, denominado HIV-2. Nesse mesmo ano, um comitê internacional recomendou o termo HIV.

O HIV é um retrovírus com genoma RNA, da Família Retroviridae (retrovírus) e subfamília Lentivirinae. Pertence ao grupo dos retrovírus citopáticos e não-oncogênicos que necessitam, para multiplicar-se, de uma enzima denominada transcriptase reversa, responsável pela transcrição do RNA viral para uma cópia DNA, que pode, então, integrar-se ao genoma da célula hospedeira.

Contágio

A transmissão do vírus HIV acontece por meio do contato sexual de todos os tipos, pelo contato com sangue infectado ou de forma vertical, ou seja, de mãe para filho (na gravidez, parto ou amamentação). Indivíduos soropositivos (que têm o vírus HIV) que fazem o tratamento com antirretrovirais de forma correta podem não mais transmiti-lo por meio das relações sexuais. Mas para se certificar disso, é necessário que o vírus esteja indetectável nos exames por, no mínimo, seis meses.

Sintomas

A infecção pelo vírus HIV tem alguns sintomas diferentes, divididos em fases. Porém, a Aids, fase mais avançada da infecção, possui os seguintes sintomas: Febre; diarreia; suor noturno; emagrecimento e aparecimento contínuo de doenças oportunistas, como pneumonia, tuberculose, candidíase e até mesmo alguns tipos de câncer.

Diagnóstico

É feito a partir da coleta de sangue ou por fluido oral. No Brasil, temos os exames laboratoriais e os testes rápidos, que detectam os anticorpos contra o HIV em cerca de 30 minutos. Esses testes são realizados gratuitamente pelo Sistema Único de Saúde (SUS).

Tratamento

Não há cura, mas o tratamento é realizado por meio da administração de medicamentos ao paciente, em sua maioria os antirretrovirais, aliados a outros medicamentos destinados a combater as coinfecções. Os primeiros medicamentos antirretrovirais (ARV) surgiram na década de 1980. Eles agem inibindo a multiplicação do HIV no organismo, evitando então o enfraquecimento do sistema imunológico da pessoa infectada.

A azidotimidina (AZT) foi inicialmente sintetizada na década de 1960 como um potencial tratamento contra o câncer, mas foi abandonada por falta de resultados convincentes. Em 20 de março de 1987, foi autorizado nos Estados Unidos o primeiro tratamento antirretroviral AZT, que agia sobre a atividade de uma enzima chamada "transcriptase reversa", que retarda a replicação do vírus. Infelizmente, o AZT tinha efeitos colaterais significativos.

E a vacina? Existem muitas dificuldades em cria-la devido à poderosa capacidade de mutação do HIV e inúmeras subvariantes formadas, o que lhe permite escapar dos pequenos soldados do sistema imunológico. Além disso, o vírus pode se tornar invisível e esconder-se. Mas o trabalho continua. Uma nova abordagem é a indução de anticorpos na pessoa por meio de uma vacina que a proteja da infecção.

Profilaxia

Há alguns anos, receber o diagnóstico de aids era uma sentença de morte. Atualmente, é possível ser soropositivo e viver com qualidade de vida. Para isso, é preciso seguir recomendações médicas e tomar os medicamentos indicados corretamente. As principais estratégias de prevenção empregadas pelos programas de controle envolvem: a promoção do uso de preservativos, a promoção do uso de agulhas e seringas esterilizadas ou descartáveis, o controle do sangue e derivados, a adoção de cuidados na exposição ocupacional a material biológico e o manejo adequado das outras DST.

Catapora (Varicela)

Doença infecciosa, altamente contagiosa, causada pelo desoxivírus herpes zoster. Quando ocorre em adolescentes e adultos, a infecção tende a ser mais severa do que em adultos. A doença também representa risco para pacientes imunocomprometidos ou portadores de doenças crônicas, como neoplasias, Aids, dentre outras.

Varicela ou Catapora é uma doença conhecida desde a antiguidade. O termo "Varicela" origina do termo francês varicelle e "Catapora" do tupi tatapora que significa "fogo que salta". Em 1875, seu caráter infectocontagioso foi comprovado por Steiner que inoculou a secreção das vesículas em voluntários em perfeito estado de saúde. Em 1892, Von Bokay sugeriu que havia relação entre herpes-zoster e varicela. Em 1925, Kundratiz comprovou esta hipótese, demonstrando que a inoculação do fluído das vesículas de crianças com herpes-zoster resultava em varicela. Em 1943, Garland sugeriu que o zoster poderia ser uma reativação da varicela adquirida anteriormente.

Sintomas

Os sintomas da catapora, em geral, começam entre 10 e 21 dias após o contágio da doença. Normalmente, o paciente desenvolve vesículas ou bolhas múltiplas de conteúdo claro e com as bordas avermelhadas acompanhadas de coceira, febre baixa a moderada com duração média de quatro dias, além de mal estar, cansaço, dor de cabeça e perda de apetite. outra característica da doença é que ela é polimórfica, ou seja, o paciente tem lesões de pele em vários estágios diferentes ao mesmo tempo.

As bolhas quando estouram podem se tornar porta de entrada para bactérias, que poderão causar infecções na pele e e até atingir a corrente sanguínea, provocando infecções sistêmicas e invasivas.

Observa-se, após a manifestação da catapora, que o vírus fica em estágio de latência, não sendo eliminado do organismo. Em razão disso, algumas pessoas, podem desenvolver, geralmente numa etapa mais avançada da vida, o herpes zoster (comentada posteriormente), que é uma reativação do vírus numa outra manifestação clínica.

Contágio

A catapora é transmitida de pessoa a pessoa, por meio de contato direto ou de secreções respiratórias (saliva, espirro, tosse etc) e, raramente, através de contato com lesões de pele ou por meio de objetos contaminados. O período de incubação do vírus é de 4 a 16 dias. A transmissão, por sua vez, se dá entre 1 a 2 dias antes do aparecimento das lesões de pele e até 6 dias depois da fase de crostas das lesões.

Existe, ainda, a possibilidade de transmissão materno-fetal da catapora, que pode levar a defeitos congênitos no bebê, especialmente no primeiro trimestre de gestação.

Diagnóstico

O diagnóstico da doença é, basicamente, clínico, embora exista a possibilidade de confirmação sorológica em casos mais graves. Aos primeiros sintomas é necessário procurar um serviço de saúde para que um profissional possa orientar o tratamento e avaliar a gravidade da doença.

Tratamento

Nas crianças pequenas, não é indicado qualquer tratamento, nem mesmo os conhecidos banhos de permanganato, que, quando mal diluído, pode causar queimaduras na pele e acrescentar morbidade à doença. O ideal é fazer a higiene adequada da pele, com água e sabão, durante o banho habitual, e cortar bem as unhas da criança para que ela não coce as vesículas, o que aumenta o risco de infeccioná-las.

O tratamento específico com a medicação Aciclovir só é indicado em adultos ou pacientes acima dos 12 anos, pois a taxa de complicação da doença nessas faixas etárias costuma ser maior. Em algumas situações, pode-se lançar mão de medicações anti-histamínicas visando conter o prurido que acompanha as lesões de pele.

Profilaxia

Para evitar o contágio, é necessário restringir a criança ou adulto com catapora de locais públicos até que todas as lesões de pele estejam cicatrizadas, o que acontece, em média, num período de duas semanas. Mãos, vestimentas e roupas de cama, além de outros objetos que possam estar contaminados, devem passar por higienização rigorosa.

Além disso, é importante destacar que já existe vacina para a doença. O imunizante entrou no Calendário Nacional de Vacinação do SUS em 2013, compondo a vacina tetra viral, que também protege contra sarampo, caxumba e rubéola. Além da dose que deve ser administrada ainda no primeiro ano de vida, a Academia Americana de Pediatria e a Sociedade Brasileira de Pediatria recomendam o reforço da vacina entre os quatro e seis anos de idade. O reforço é importante para prevenir completamente a doença, pois a dose única gera, em alguns casos, uma imunidade que não impede que a pessoa manifeste a doença, ainda que numa forma mais branda.

Não existem contraindicações para a vacina, a não ser em casos específicos, como em alguns pacientes com HIV ou outros déficits de imunidade e em mulheres grávidas. No entanto, cabe ressaltar que, se a mulher não contraiu doença na infância ou não tem certeza de sua situação imunológica, é recomendável a vacinação antes de engravidar.

Caxumba

Doença causada pelo paramyxovirus da classe rubulavirus, um tipo de vírus que que ataca as glândulas parótidas, que são as maiores das três glândulas salivares.

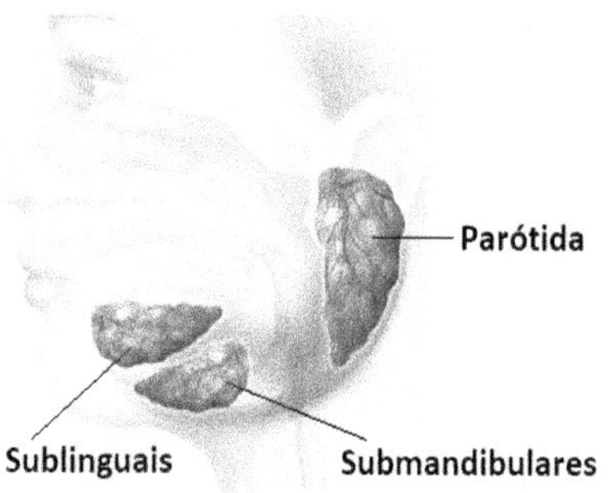

Disposição das glândulas salivares na boca

Caxumba é descrita pela primeira vez nos escritos do antigo médico grego Hipócrates (460 aC a 375 aC), que descreveu os sintomas da doença, caracterizando o inchaço da face e da garganta, bem como o inchaço dos testículos. Em 1934, Johnson e Goodpasture mostraram que a caxumba poderia ser transmitida de pacientes infectados para macacos do gênero *Rhesus* e demonstraram que a doença era causada por um agente filtrável presente na saliva. Este agente foi posteriormente caracterizado como um vírus.

A origem da palavra "caxumba" é discutida. Segundo a interpretação de alguns, a palavra teve origem do termo catã-mbu, que, no dialeto tupi significa "água que borbulha" ou "bolhas a ferver". Outros afirmam que a palavra tem origem guarani "caxambu" que significa bolha.

Contagio

A transmissão é principalmente aérea, por meio de gotículas de saliva do doente que possui o vírus. Na maior parte das vezes, a infecção se manifesta na infância. A pessoa com caxumba é capaz de transmitir o vírus cerca de uma semana antes de aparecerem os sintomas e até nove dias depois destas manifestações. Assim, sugere-se que o paciente fique longe do trabalho ou da escola, uma vez que existe a possibilidade de contaminar outras pessoas.

Sintomas

Os principais sintomas da doença são: febre, dor na face e aumento do volume das glândulas salivares (parótidas), dor no corpo e na cabeça. Complicações mais graves são raras, mas podem ocorrer, entre elas inflamação nos testículos (orquite), inflamação nos ovários (ooforite) em mulheres acima de 15 anos, inflamação do pâncreas (pancreatite) e inflamação que envolve cérebro e meninges (meningoencefalite). Na gestação, a doença pode provocar aborto.

Diagnóstico

É basicamente clínico, com avaliação médica nas glândulas salivares. Para confirmar, o profissional de saúde pode coletar uma amostra de sangue para confirmar a presença do vírus devido à presença de anticorpos contra o vírus responsável por causar a doença. Dessa forma, é possível excluir com certeza a hipótese de outras enfermidades ou doenças que tenham sintomas parecidos.

Tratamento

Não há tratamento específico, o que se faz é aliviar os sintomas com anti-inflamatórios, sendo indicados repouso, o uso de medicamentos analgésicos e observação de possíveis complicações.

Profilaxia

A prevenção é feita com o uso de vacina produzida com o vírus vivo atenuado e faz parte do Calendário Básico de Vacinação. Em geral, está associada à época de vacinas contra sarampo e rubéola. As três juntas compõem a vacina tríplice viral. A primeira dose deve ser administrada aos doze meses e a segunda, entre quatro e seis anos.

Chikungunya

É uma doença infecciosa febril, causada pelo vírus CHIKV (Flaviviridae – Flavivírus - CHIKV), que é transmitida pelos mosquitos *Aedes aegypti*. O significado do termo Chikungunya está relacionado a "aqueles que se dobram" em swahili, um dos idiomas da Tanzânia. Refere-se à aparência curvada dos pacientes que foram atendidos na primeira epidemia documentada, na Tanzânia, localizada no leste da África, entre 1952 e 1953.

Contágio

Em cidades grandes ou ambientes urbanos ocorre por meio da picada do mosquito *Aedes aegypti*, o mesmo mosquito capaz de transmitir a dengue. Em ambientes rurais, como matas e florestas, pessoas podem se contaminar por conta da picada do mosquito *Aedes albopictus*.

Sintomas

Entre os sintomas apresentados por um paciente infectado por chikungunya, podemos destacar: febre alta (acima dos 39° C) de começo súbito; dor intensa nas juntas (principal sinyoma), geralmente em ambos os lados do corpo; pele e olhos avermelhados e irritados; erupções na pele que coçam; conjuntivite; dor no corpo; dor de cabeça; náuseas e vômitos. O paciente pode continuar sentindo a dor nas articulações por meses e até anos após superar a doença.

Diagnóstico

Geralmente é clínico e o médico deve pedir exames laboratoriais para a confirmação. O PCR em tempo real pode ser liberado em até 30 dias e é realizado em amostras coletadas do início ao 7º dia dos sintomas, indicando a presença do vírus. Também pode-se testar a sorologia IgG e IgM, caso reagente, indica a presença de anticorpos contra o vírus Chikungunya ou CHIKV, indicando que o paciente foi ou está infectado pelo vírus.

Tratamento

Não existe um remédio específico. O manejo correto da dor é o mais importante na maior parte dos quadros. Isso não só trata o paciente da melhor forma na fase aguda como também diminui o risco de que ele evolua para a forma crônica. Primeiro, é importante avaliar as dores da chikungunya no paciente para definir a melhor medicação. Para isso, deve ser aplicado escalas de dor. Após a avaliação, pode-se seguir as recomendações: dor leve: dipirona (1 g) ou paracetamol de horário; dor moderada: intercalar dipirona e paracetamol; dor moderada a intensa com acometimento poliarticular, persistente ou incapacitante: iniciar com dipirona e tramadol depois. É importante citar que estão surgindo novos medicamentos e novos tratamentos.

Profilaxia

A prevenção é feita por meio do combate a qualquer foco de mosquitos, como água parada. Também recomenda-se utilizar repelente e roupas que protejam a pele, para evitar as picadas do mosquito.

Corona Vírus

Segundo a OMS, os coronavírus (CoV) são uma ampla família de vírus que podem causar uma variedade de condições, do resfriado comum a doenças mais graves, como a síndrome respiratória do Oriente Médio (MERS-CoV) e a síndrome respiratória aguda grave (SARS-CoV). O novo coronavírus (nCoV) é uma nova cepa de coronavírus que havia sido previamente identificada em humanos. Conhecido como 2019-nCoV ou COVID-19, ele só foi detectado após a notificação de um surto em Wuhan, China, em dezembro de 2019. Em 11 de março de 2020, a COVID-19 foi caracterizada pela OMS como uma pandemia.

No final de março de 2020, a OMS divulgou em um relatório a origem natural da epidemia. A tese mais aceita diz que o vírus passou do morcego para um mamífero intermediário, e dele para o ser humano. A transmissão de um morcego diretamente para um humano também foi apontada como uma hipótese possível e provável. Em relação à possibilidade de o vírus ter escapado acidentalmente do Instituto de Virologia de Wuhan foi classificada como "extremamente improvável". Dependendo do que for descoberto em novos estudos que já estão em andamento, talvez seja possível prevenir o aparecimento de novas pandemias.

Contágio

A transmissão se dá pelo contato com gotículas de uma pessoa infectada, seja por meio da tosse, do espirro ou mesmo da fala. Uma pessoa saudável pode respirar as gotículas infectadas e assim se infectar ou, depois de tocar superfícies infectadas, levar suas mãos aos seus olhos, nariz e boca, se contaminando. É importante saber que uma pessoa infectada pode levar até 14 dias para apresentar sintomas. Mesmo sem os sintomas, essa pessoa pode transmitir a doença.

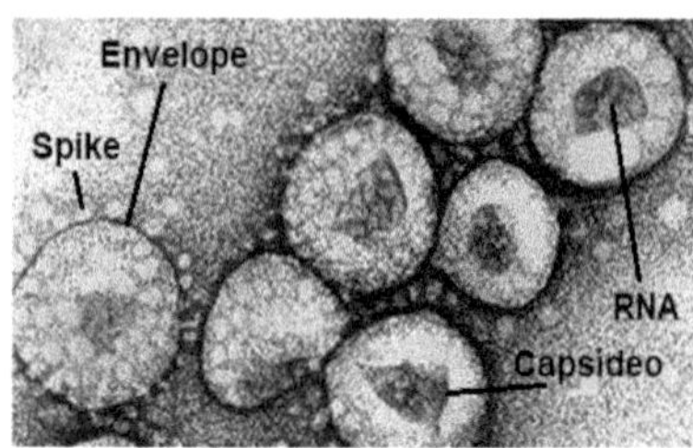

Esse vírus possui glicoproteínas no envelope (Spike ou S) que reconhecem as proteínas das células hospedeiras (enzima conversora de angiotensina do tipo 2 (ACE-2)), presente nas células do trato respiratório, que serve como um receptor para o vírus. Por meio desse receptor, ele invade a célula e injeta seu ácido nucleico (RNA).

Sintomas

Na maior parte dos infectados, a doença se assemelha a uma gripe. Mas alguns casos podem ser mais graves, principalmente em idosos e portadores de outras doenças. Nessas pessoas pode ocorrer a síndrome respiratória aguda e outras complicações, podendo levar à morte. Alguns dos sintomas são: febre, calafrios, dor de garganta, dor de cabeça, tosse, coriza, falta de ar, distúrbios olfativos ou distúrbios gustativos. Em crianças, além dos sintomas citados, a obstrução nasal também pode aparecer. Há também pessoas assintomáticas, que embora não tenham sinais, transmite a doença.

Diagnóstico

Existem dois tipos de exame. O RT-PCR é o que tem maior precisão. Nele é feito uma coleta de secreção no nariz ou na garganta do paciente. Esse material, posteriormente, é levado para uma minuciosa análise laboratorial. Se não houver grande demanda, o processo leva oito horas. Os testes rápidos também feitos a partir da secreção nasal, de garganta ou sangue e podem ficar prontos entre 10 e 30 minutos. Apesar da agilidade, os testes rápidos ainda não são tão confiáveis, porque, medem a quantidade de dois anticorpos (o IgM e o IgG) que o organismo produz quando entra em contato com um invasor. O IgM é produzido na fase aguda da infecção. Já o IgG pode surgir só mais tarde. Para que o resultado seja positivo, é necessário que haja uma quantidade mínima dessas moléculas circulando pelo organismo. Dessa maneira, em alguns casos, o teste rápido pode não detectar a presença do Covid-19.

Tratamento

Não existe tratamento específico para infecções causadas por coronavírus humano. No caso do novo coronavírus é indicado repouso e consumo de bastante água, além de algumas medidas adotadas para aliviar os sintomas, conforme cada caso, como, por exemplo: Uso de medicamento para dor e febre (antitérmicos e analgésicos) e uso de humidificador no quarto ou tomar banho quente para auxiliar no alívio da dor de garanta e tosse. Assim que os primeiros sintomas surgirem, é fundamental procurar ajuda médica imediata para confirmar diagnóstico e iniciar o tratamento.

Os casos graves de infecção são marcados por insuficiência respiratória e possível Síndrome Respiratória Aguda Grave (SRAG), o que torna necessária a internação do paciente para tratamento imediato, uma vez que os pulmões podem ficar severamente comprometidos, prejudicando a oxigenação de todo o organismo. O tratamento é feito através da monitoração dos sinais vitais do paciente acamado, conforme as diretrizes do Ministério da Saúde. Os cuidados para tratar a falta de ar envolvem diferentes suplementos de oxigênio, que ajudam os pulmões a cumprirem sua função.

A pneumonia é outra complicação que pode acontecer. A doença é causada por bactérias que aproveitam a vulnerabilidade do sistema respiratório causada pelo vírus. Nesses casos, além do oxigênio suplementar, o tratamento é complementado com antibióticos específicos para combater a infecção bacteriana. Vale ressaltar que o uso de antibióticos, nesses casos, é para o combate de outras infecções, como a já citada pneumonia. Reforçamos que o uso de antibióticos não tem eficácia contra o vírus SARS-CoV-2 e, por isso, não são recomendados para tratamento da COVID-19.

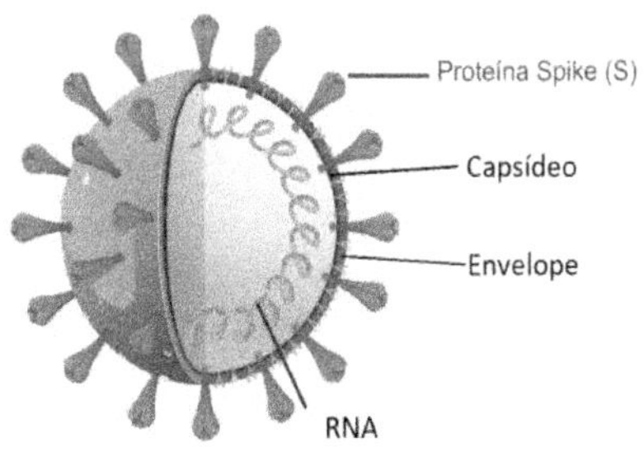

Esquema geral do corona vírus

Profilaxia

Se a COVID-19 estiver a disseminar-se na sua comunidade, proteja-se tomando algumas precauções simples, como manter o distanciamento físico, usar máscara, ventilar bem a casa, evitar multidões, lavar as mãos e tossir para o cotovelo ou para um lenço de papel.

Segundo o Instituto Butantan, quatro vacinas contra a doença já receberam autorização da Agência Nacional de Vigilância Sanitária (Anvisa) para uso no Brasil: CoronaVac, vacina do Butantan produzida em parceria com a biofarmacêutica chinesa Sinovac, e os imunizantes das empresas AstraZeneca, Pfizer e Janssen. Vale ressaltar que comparar a eficácia das vacinas e tentar eleger a melhor entre elas pode levar a conclusões enganosas. Isso porque os imunizantes foram desenvolvidos a partir de técnicas diferentes e testados em momentos, locais e em populações com nível de exposição ao vírus diferentes. Houve rigor científico em todos os testes e dados que comprovaram segurança e eficácia.

Ainda assim, a variedade de imunizantes disponíveis costuma causar dúvidas sobre aplicação, armazenamento, tecnologia empregada e intervalo entre as doses. Veja abaixo as diferenças entre as vacinas já aprovadas no país.

CoronaVac

A vacina do Butantan utiliza a tecnologia de vírus inativado (morto), uma técnica consolidada há anos e amplamente estudada. Ao ser injetado no organismo, esse vírus não é capaz de causar doença, mas induz uma resposta imunológica.

AstraZeneca

Foi desenvolvida pela farmacêutica AstraZeneca em parceria com a universidade de Oxford. No Brasil, é produzida pela Fundação Oswaldo Cruz (Fiocruz). A tecnologia empregada é o uso do chamado vetor viral. O adenovírus, que infecta chimpanzés, é manipulado geneticamente para que seja inserido o gene da proteína "Spike" (proteína "S") do Sars-CoV-2.

Pfizer

O imunizante da farmacêutica Pfizer em parceria com o laboratório BioNTech se baseia na tecnologia de RNA mensageiro, ou mRNA. O RNA mensageiro sintético dá as instruções ao organismo para a produção de proteínas encontradas na superfície do novo coronavírus, que estimulam a resposta do sistema imune.

Janssen

Do grupo Johnson & Johnson, a vacina do laboratório Janssen é aplicada em apenas uma dose. Assim como o imunizante da Astrazeneca, também se utiliza da tecnologia de vetor viral, baseado em um tipo específico de adenovírus que foi geneticamente modificado para não se replicar em humanos.

> *Algumas pessoas desinformadas ou mal-intencionadas criam pânico desnecessário sobre algumas vacinas, dizendo que elas podem alterar o DNA das pessoas, algo que é sem sentido, pois a vacina não é de DNA, mas sim de RNA. O RNA é uma molécula extremamente instável, precisando ser encapsulada numa microesfera de lipídio e é injetada no nosso músculo. Quando entra na célula, é introduzida no citoplasma sem chegar ao núcleo onde está o nosso DNA. A célula reconhece o RNA mensageiro da vacina e rapidamente uma proteína é sintetizada, Em seguida, ele é degenerado.*

As cinco principais pandemias além da Covid.

1. Peste bubônica - É causada pela bactéria *Yersinia pestis* e pode se disseminar pelo contato com pulgas e roedores infectados. Seus sintomas incluem inchaço dos gânglios linfáticos na virilha, na axila ou no pescoço. Outros sinais são febre, calafrios, dor de cabeça, fadiga e dores musculares. A doença é considerada, historicamente, a causadora da Peste Negra, que assolou a Europa no século 14, matando entre 75 milhões e 200 milhões pessoas na antiga Eurásia. No total, a praga pode ter reduzido a população mundial de 450 milhões de pessoas para 350 milhões.

2. Varíola - A doença atormentou a humanidade por mais de 3 mil anos. O faraó egípcio Ramsés II, a rainha Maria II da Inglaterra e o rei Luís XV da França tiveram a temida "bixiga". O vírus *Orthopoxvírus variolae* era transmitido de pessoa para pessoa, por meio das vias respiratórias. Os sintomas eram febre, seguida de erupções na garganta, na boca e no rosto. Felizmente, a varíola foi erradicada do planeta em 1980, após campanha de vacinação em massa.

3. Cólera - Sua primeira epidemia global, em 1817, matou centenas de milhares de pessoas. Desde então, a bactéria *Vibrio cholerae* sofre diversas mutações e causa novos ciclos epidêmicos de tempos em tempos. Sua transmissão acontece a partir do consumo de água ou alimentos contaminados, e é mais comum em países subdesenvolvidos. O Brasil já teve vários surtos da doença, principalmente em áreas mais pobres do Nordeste. Os sintomas são diarreia intensa, cólicas e enjoo. Apesar de existir vacina contra a doença, ela não é 100% eficaz. O tratamento é à base de antibióticos.

4. Gripe Espanhola - Acredita-se que entre 40 milhões e 50 milhões de pessoas tenham morrido na pandemia de Gripe Espanhola de 1918, causada por um subtipo de vírus influenza. Mais de um quarto da população mundial na época foi vítima desse vírus. No Brasil, o vírus veio da Europa, a bordo do navio Demerara, que desembarcou passageiros infectados em Recife, Salvador e Rio de Janeiro. Os sintomas da doença eram muito parecidos com os do atual coronavírus Sars-CoV-2, e não existia cura.

5. Gripe Suína (H1N1) É o causador da chamada gripe suína, foi o primeiro a gerar uma pandemia no século 21. O vírus surgido em porcos no México, em 2009, e se espalhou rapidamente pelo mundo, matando 16 mil pessoas. No Brasil, o primeiro caso foi confirmado em maio daquele ano e, no fim de junho, 627 pessoas estavam infectadas no país, de acordo com o Ministério da Saúde. O contágio acontece a partir de gotículas respiratórias no ar ou em uma superfície contaminada. Seus sintomas são os mesmos de uma gripe comum: febre, tosse, dor de garganta, calafrio e dor no corpo.

Dengue

É uma doença infecciosa febril aguda causada por um vírus (Flaviviridae – Flavivírus). O vírus da dengue apresenta quatro sorotipos, em geral, denominados DENV-1, DENV-2, DENV-3 e DENV-4. Esses também são classificados como arbovírus, ou seja, são normalmente transmitidos por mosquitos. No Brasil, os vírus da dengue são transmitidos pela fêmea do mosquito *Aedes aegypti* (quando também infectada pelos vírus) e podem causar tanto a manifestação clássica da doença quanto a forma considerada hemorrágica. A origem da palavra "dengue" não é clara, mas uma das teorias afirma que o termo é derivado da frase *Ka-Dinga pepo*, que no idioma africano suaíli, que descreve a doença como sendo causada por um "espírito do mal". Provavelmente, o termo dengue é derivado da frase suaíli *Ki-Dengu pepo*, que descreve os ataques causados por espíritos do mal e, inicialmente, era usada para descrever a enfermidade que acometeu os ingleses entre 1927 e 1928. Foi trazida para o continente americano a partir do Velho Mundo, com a colonização no final do século XVIII.

Esse vírus, provavelmente, se originou de vírus que circulavam em primatas não humanos nas proximidades da península da Malásia. O crescimento populacional aproximou as habitações da região à selva e, assim, mosquitos transmitiram vírus ancestrais de primatas a humanos que, após mutações, originaram os quatro diferentes tipos de vírus da dengue atuais.

O primeiro registro de um provável caso de dengue foi publicado numa enciclopédia médica chinesa da época da dinastia Jin (265-420). Os chineses se referiam à doença como "veneno da água" e sabiam que havia alguma associação com insetos voadores. O principal vetor, o mosquito *Aedes aegypti*, se espalhou para fora da África durante os séculos XV a XIX, em parte devido ao aumento do comércio de escravos. Os primeiros registros mais possíveis de dengue datam de 1779 e 1780, na Ásia, África e América do Norte. Dessa época até 1940, passaram a ser frequentes. Em 1906, a transmissão por mosquitos do gênero *Aedes* foi confirmada. No ano seguinte, em 1907, foi demonstrado que a dengue é causada por um vírus, tornando-a a segunda doença na história, depois da febre amarela. A dengue hemorrágica e a síndrome do choque da dengue foram observadas pela primeira vez na América do Sul e Central em 1981.

> *Somente a fêmea do mosquito (todos os mosquitos) se alimenta de sangue o macho se alimenta de seiva vegetal. Ela necessita do sangue em seu organismo para amadurecer seus ovos e assim dar sequência no seu ciclo de vida. Ela pode colocar até 500 ovos durante o seu tempo de vida, que varia de 30 a 45 dias, tempo suficiente para picar até 300 pessoas.*

Não é verdade que se adquire dengue hemorrágica quando se contrai dengue pela segunda vez. Um estudo realizado pelo Centro de Pesquisa Aggeu Magalhães (CPqAM), unidade da Fiocruz em Recife, mostrou que 52% dos pacientes que desenvolveram a dengue hemorrágica tinham sido infectados pela primeira vez.

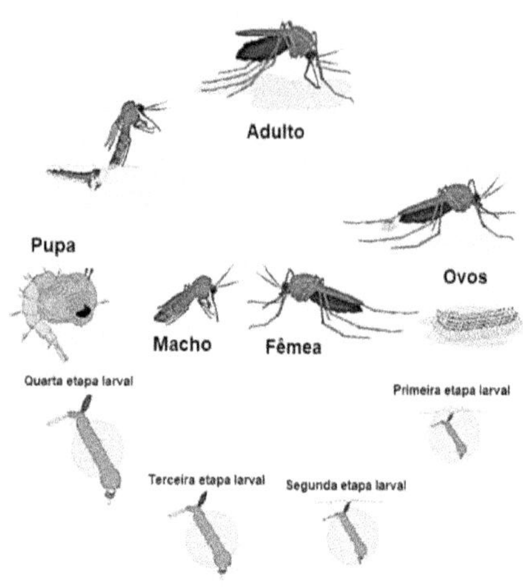

Ciclo de vida dos mosquitos

Contágio

O vírus da dengue (DENV) geralmente é transmitido ao homem por via vetorial, pela picada de fêmeas de *Aedes aegypti* infectadas. Os relatos de transmissão por via vertical (de mãe para filho durante a gestação) são raros. O ciclo de transmissão da dengue se inicia quando o mosquito *Aedes aegypti*, vetor da doença no Brasil, pica uma pessoa infectada. O vírus multiplica-se no intestino médio do vetor e infecta outros tecidos chegando finalmente às glândulas salivares. Uma vez infectado o mosquito é capaz de transmitir enquanto viver. Não existe transmissão da doença através do contato entre indivíduos doentes e pessoas saudáveis. Após a picada do mosquito, inicia-se o ciclo de replicação viral nas células estriadas, lisas, fibroblastos e linfonodos locais, a seguir ocorre a viremia, com a disseminação do vírus no organismo do indivíduo. Uma vez infectada por um dos sorotipos do vírus, a pessoa adquire imunidade para aquele sorotipo especifico.

Sintomas

Pode ser assintomática ou apresentar quadro leve. Normalmente, a primeira manifestação da dengue é a febre alta (acima de 38°C) que geralmente dura de 2 a 7 dias, acompanhada de dor de cabeça, dores no corpo e articulações, além de prostração, fraqueza, dor atrás dos olhos, e manchas vermelhas na pele com erupções e coceira. Entretanto, pode agravar ocorrendo o extravasamento de plasma e/ou hemorragias que podem levar o paciente a choque grave e óbito. A forma grave da doença inclui dor abdominal intensa e contínua, náuseas, vômitos persistentes e sangramento de mucosas.

Diagnóstico

Geralmente é clínico e o médico deve pedir exames laboratoriais para a confirmação. O exame laboratorial pode ser feito por métodos sorológicos e virológicos. O método de escolha para diagnóstico de rotina da dengue é a sorologia, onde os anticorpos da classe IgM podem ser detectados à partir do sexto dia do início dos sintomas, embora em infecções secundárias (situação em que já houve uma infecção por outro sorotipo anteriormente) sua detecção possa ocorrer a partir do segundo ou terceiro dia, permanecendo em média por 90 dias. Os anticorpos da classe IgG podem ser detectados a partir do 9^0 dia na infecção primária e já estar detectável desde o primeiro dia nas infecções secundárias. Os métodos virológicos tem por objetivo identificar o patógeno e monitorar o sorotipo viral circulante. Devem ser coletados preferencialmente nos 3 primeiros dias, até o 5^0 dia após início dos sintomas. Consistem no isolamento viral, detecção do genoma viral e detecção de antígenos virais, métodos geralmente disponíveis nos laboratórios de referência estaduais e nacionais e de indicação definida pela Vigilância Epidemiológica.

> *Sorologia é o termo usado para definir os exames que identificam a presença de determinados anticorpos no nosso sangue. Os mais comuns são os exames sorológicos denominados IgG (imunoglobulina G) e IgM (imunoglobulina M). Ou seja, IgM positivo significa que a pessoa possui anticorpos do tipo imunoglobulina M, e daí se deduz que ela já foi exposta e está na fase ativa da doença havendo a possibilidade de o microrganismo estar circulando no paciente naquele momento. Um resultado positivo para IgG pode indicar que a pessoa está na fase crônica e/ou convalescente ou já teve contato com a doença em algum momento da vida e, portanto, para algumas doenças, esses anticorpos funcionam como uma proteção em caso de novo contato com o microrganismo.*

O teste rápido para detecção do antígeno viral NS1, proteína não estrutural importante para a replicação viral, é positivo no período inicial da infecção.

Tem como objetivo principal estabelecer o diagnóstico o mais rapidamente possível em pacientes com sinais de gravidade, para que as medidas de cuidado sejam prontamente instituídas. Deve ser realizado preferencialmente nos primeiros três dias do início dos sintomas. A presença do antígeno NS1 é indicativo de doença aguda e ativa, porém um resultado negativo, diante de um quadro suspeito de dengue, não exclui o diagnóstico.

Tratamento

Até o momento, não existe tratamento específico para a dengue. Por isso, nos casos leves, a orientação é: Repouso enquanto durar a febre; hidratação oral (com água, soro caseiro, água de coco etc.) ou venosa, se for necessária; uso de paracetamol ou dipirona para alívio da dor e da febre e não utilizar ácido acetilsalicílico e os anti-inflamatórios não hormonais, já que seu uso pode favorecer o aparecimento de manifestações hemorrágicas e acidose.

Profilaxia

Embora existam estudos avançados para vacinas contra a dengue, atualmente nenhuma vacina mostrou-se viável para a prevenção da doença. Portanto, o controle do vetor *Aedes aegypti* é o principal método para a prevenção. Deve-se reduzir a infestação de mosquitos por meio da eliminação de criadouros, sempre que possível, ou manter os reservatórios e qualquer local que possa acumular água totalmente cobertos com telas/capas/tampas, impedindo a postura de ovos do mosquito *Aedes aegypti*. Medidas de proteção individual para evitar picadas de mosquitos devem ser adotadas por viajantes e residentes em áreas de transmissão. A proteção contra picadas de mosquito é necessária principalmente ao longo do dia, pois o *Aedes aegypti* pica principalmente durante o dia.

Ebola

Doença grave do tipo hemorrágica transmitida por um vírus do gênero *Filovirus,* altamente infeccioso, que desenvolve seu ciclo em animais. Existem cinco espécies diferentes desse vírus, que recebe o nome do local onde foi identificado. Zaire, Bundibugyo, Costa do Marfim, Sudão e Reston. Este último ainda não foi encontrado em humanos. É classificada como uma zoonose e os morcegos frutívoros são considerados os prováveis reservatórios naturais do vírus, já encontrado em gorilas, chimpanzés, antílopes, porcos e em musaranhos. Foi descoberto em 1976, após uma grande quantidade de mortes no Sudão e Zaire (atual República Democrática do Congo), o vírus recebeu esse nome graças ao Rio Ebola, que fica próximo do local onde ocorreu o surto.

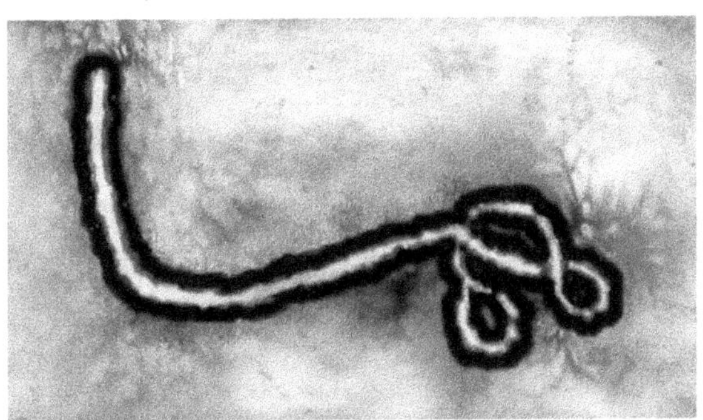

Vírus do ebola apresenta uma anatomia bastante diferente dos demais vírus

Contágio

Os especialistas defendem a hipótese de que a transmissão dos animais infectados para os seres humanos ocorre pelo contato com sangue e fluidos corporais, como sêmen, saliva, lágrimas, suor, urina e fezes. Daí em diante o vírus pode ser transmitido pelo contato direto entre as pessoas, pelo uso compartilhado de seringas e, por incrível que pareça, até depois da morte do hospedeiro. Ou ainda, caso o paciente tenha sobrevivido, o vírus pode persistir ativo em seu sêmen durante semanas. Possivelmente, uma das razões para ser tão mortal e resistente é que libera uma proteína que desabilita o sistema de defesa do organismo.

Surtos de ebola atingiram países da África em 1995, 2000, 2007, mas foram controlados. O surto de 2014 atinge Guiné, Serra Leoa e Libéria e já há casos confirmados na Nigéria. A OMS determinou estado de "emergência sanitária mundial" com o objetivo de conter o vírus e barrar surto de Ebola, o maior de que se tem conhecimento até agora.

Sintomas

O período de incubação dura de 2 a 21 dias. Os sinais e sintomas variam de um paciente para outro. Os primeiros sintomas estão: Febre; dor de cabeça muito forte; fraqueza muscular; dor de garganta e nas articulações e calafrios. Com o agravamento do quadro, outros sintomas podem aparecer: Náuseas; vômitos;diarreia (com sangue); garganta inflamada; erupção cutânea; olhos vermelhos; tosse; dor no peito e no estômago e

Insuficiência renal e hepática. No estágio final da doença, o paciente apresenta hemorragia interna, sangramento pelos olhos, ouvidos, nariz e reto, danos cerebrais e perda de consciência.

Diagnóstico

Durante a investigação, os pacientes que apresentarem sinais e sintomas consistentes com a doença do vírus Ebola devem ser questionados se viajaram para uma área com epidemia em curso ou se tiveram contato com um paciente com possível doença pelo vírus nos 21 dias anteriores ao início dos sintomas.

O diagnóstico é definido através de teste para o vírus Ebola por RT-PCR. Normalmente o vírus é detectável em amostras de sangue em três dias após o início dos sintomas. No PCR o material genético viral pode ser identificado através de sangue, urina, saliva ou mucosas. Os testes sorológicos também podem ser realizados.

Tratamento

Necessita de cuidados de suporte agressivos para corrigir as perdas de volume por vômito e diarreia, corrigir anormalidades eletrolíticas e prevenir choque. Por isso, o suporte com antieméticos e agentes antimotilidade, como a loperamida, podem ser necessários. Também podem ser prescritos antipiréticos e analgésicos. Além disso, transfusões sanguíneas podem ser realizadas para correção do sangramento e da coagulopatia.

Profilaxia

Evitar contato com as pessoas doente e isolamento dos doentes em locais específicos. Todas as pessoas que precisam aproximar-se de pacientes com caso confirmado de ebola ou suspeita da doença são obrigadas a usar um equipamento de proteção que cobre o corpo da cabeça aos pés e que deve ser retirado com todo o cuidado para evitar contaminação.

Febre amarela

É uma doença infecciosa febril aguda, causada por um vírus do grupo da dengue (Flavivírus - Flaviridae) que é transmitido por mosquitos vetores (arbovírus), e possui dois ciclos de transmissão: Silvestre (quando há transmissão em área rural ou de floresta), envolvendo mosquitos típicos de matas (*Haemagogus* e *Sabetes)* e Urbano (quando ocorre nas cidades), envolvendo mosquitos típicos de cidades (*Aedes*).

Tem importância epidemiológica por sua gravidade clínica e potencial de disseminação em áreas urbanas infestadas pelo mosquito *Aedes aegypti.*

A febre amarela infectou os espanhóis quando se estabeleceram nas Caraíbas (pequenas ilhas do Caribe), como em Cuba e na ilha de Santo Domingo e noutras regiões da América, matando muitas pesoas. Colombo foi obrigado a mudar a sua capital na ilha de Santo Domingo porque o local inicial tinha grande número de mosquitos transmissores que infectaram com a doença e mataram uma proporção considerável dos colonos.

Durante a revolução dos escravos na então colônia francesa de Santo Domingo, nos primeiros anos do século XIX, Napoleão Bonaparte enviou tropas para assegurar a posse da colônia à França. As tropas, no entanto, foram dizimadas pela febre amarela e a revolução triunfou, fundando o Haiti. A perda de tantos soldados fez Napoleão desistir dos seus sonhos coloniais na América do Norte. A primeira tentativa de construção do Canal do Panamá, pelos franceses no século XIX, fracassaram devido ao grande número de trabalhadores infectados. A segunda tentativa, pelos Estados Unidos, só resultou graças às novas técnicas de erradicação de mosquitos e à vacina recentemente desenvolvida.

A primeira referência à febre amarela no Brasil data de 1685, com a ocorrência de surto em quatro locais: Recife, Olinda, Ilha de Itamaracá e Goiana. O vírus da febre amarela e o *Aedes aegypti* vieram juntos de África, nos navios negreiros. Tempos depois a doença atingiu a população de Salvador, onde causou cerca de 900 mortes durante os seis anos em que ali esteve. A febre amarela foi reintroduzida em 1849 na capital do Império, o Rio de Janeiro, quando um navio americano chegou a Salvador procedente de Nova Orleães e Havana, infectando os portos e se espalhando por todo o litoral do Brasil. A febre amarela matou mais de 3% da população da cidade brasileira de Campinas no verão do ano de 1889. Em 1895, o navio italiano Lombardia foi acometido de febre amarela ao visitar a cidade do Rio de Janeiro.

Contágio

Ocorre através da picada de mosquitos em áreas urbanas ou silvestres. Sua manifestação é idêntica em ambos os casos de transmissão, pois o vírus e a evolução clínica são os mesmos, apresentando diferença apenas nos transmissores. No ciclo silvestre, em áreas florestais, o vetor da febre amarela é principalmente o mosquito *Haemagogus*. Já no meio urbano, a transmissão se dá através do mosquito *Aedes aegypti* (o mesmo da dengue). A infecção acontece quando uma pessoa que nunca tenha contraído a febre amarela ou tomado a vacina contra ela circula em áreas florestais e é picada por um mosquito infectado. Ao contrair a doença, a pessoa pode se tornar fonte de infecção para o *Aedes aegypti* no meio urbano. Além do homem, a infecção pelo vírus também pode acometer outros vertebrados. Os macacos podem desenvolver a febre amarela silvestre de forma assintomática, mas podem ter a quantidade de vírus suficiente para infectar mosquitos. Uma pessoa não transmite a doença diretamente para outra.

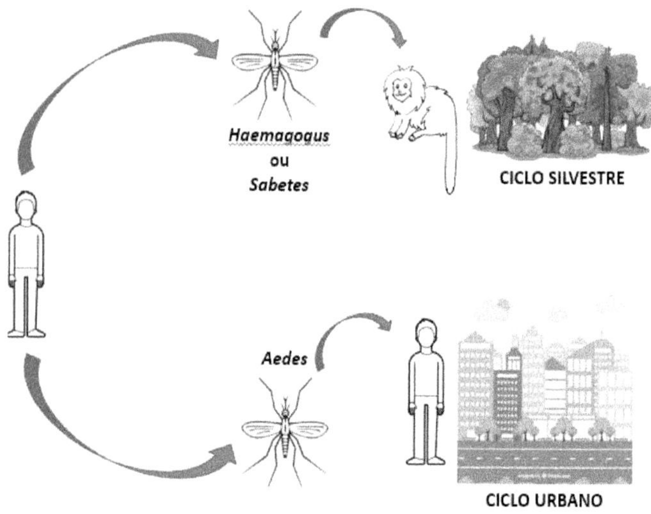

Representação esquemática dos ciclos silvestre e urbano da febre amarela

Sintomas

A febre amarela é uma doença infecciosa grave. Geralmente, quem contrai este vírus não chega a apresentar sintomas ou os mesmos são muito fracos. As primeiras manifestações da doença são repentinas: febre alta, calafrios, cansaço, dor de cabeça, dor muscular, náuseas e vômitos por cerca de três dias. A forma mais grave da doença é rara e costuma aparecer após um breve período de bem-estar (até dois dias), quando podem ocorrer insuficiências hepática e renal, icterícia (olhos e pele amarelados), manifestações hemorrágicas e cansaço intenso. A maioria dos infectados se recupera bem e adquire imunização permanente contra a febre amarela.

Diagnóstico

É feito pela PCR (reação da polimerase) para febre amarela. A cultura do vírus é feita cada vez menos por conta da dificuldade e até mesmo pelos riscos envolvidos.

Tratamento

Não existe um tratamento específico no combate à febre amarela e o paciente necessita de repouso, hidratação e controle da febre. Muitos pacientes acabam melhorando dos sintomas sem a necessidade de hospitalização. A internação hospitalar será indicada caso não haja melhora dos sintomas ou surjam sangramentos. É contra-indicado o uso de medicamentos com ácido acetilsalicílico (AAS®, Aspirina® etc.), por aumentarem o risco de sangramentos. Nas formas graves, em que há risco para a vida o paciente deve ser atendido numa unidade de terapia intensiva.

Profilaxia

Evitar a disseminação dos mosquitos em área urbana. Os mosquitos criam-se na água represada e qualquer recipiente como caixas d'água, latas e pneus contendo água limpa são ambientes ideais para que a fêmea do mosquito ponha seus ovos, de onde nascerão larvas. Portanto, deve-se evitar o acúmulo de água parada em recipientes destampados. Para eliminar o mosquito adulto, deve-se fazer a aplicação de inseticida através do "fumacê". Além disso, devem ser tomadas medidas de proteção individual, como a vacinação, especialmente para aqueles que moram ou vão viajar para áreas com indícios da doença. Outras medidas preventivas são o uso de repelente de insetos, mosquiteiros e roupas que cubram todo o corpo.

Gripe (influenza)

Uma das viroses mais comuns e que pode ser encontrada em todo mundo (cosmopolita). A influenza pode infectar pessoas de todas as idades, porém pode causar quadros mais graves em idosos, gestantes, crianças menores de cinco anos e indivíduos com doenças crônicas. Segundo dados da Organização Mundial da Saúde (OMS), a gripe provoca 1 bilhão de casos e 650 mil mortes por ano no mundo e, por ser um vírus que está em constante mutação, se proteger é essencial para evitar as consequências da doença.

O termo *influenza*, ou "influência", tem origem no termo homônimo italiano e faz alusão à causa da doença, já que inicialmente se pensava que a gripe era devida a influências astrológicas. A evolução da medicina levaria mais tarde a uma uma alteração de significado para "influência do frio", ou *influenza del freddo*. O termo "gripe" tem origem no francês *grippe*, usado pela primeira vez em 1694.

Os vírus passam por evolução e seleção natural tal como a vida baseada na célula e a maioria deles evolui rapidamente, principalmente, por terem ciclos de vida rápidos e podem trocar material genético com outros vírus quando invadem a mesma célula hospedeira, formando novos vírus "misturados", com propriedades únicas. Os vírus de RNA apresentam taxas maiores de mutação que permitem uma evolução especialmente rápida. Um exemplo é a constante evolução das vacinas para cobrir novas cepas de influenza.

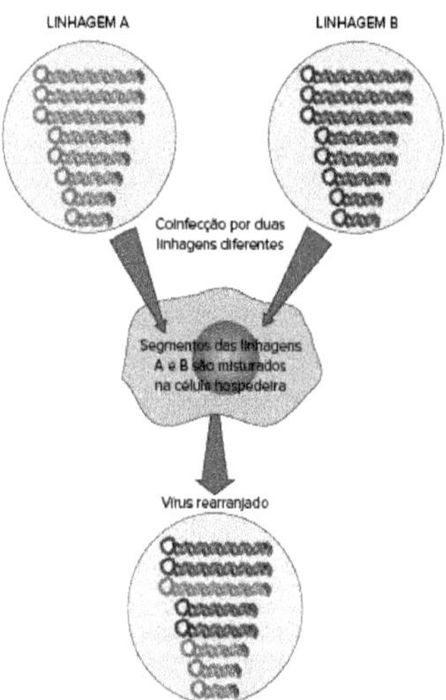

Esquema simplificado evidenciando a criação de vírus modificados

Segundo o Ministério da Saúde, são quatro categorias de vírus influenza/gripe, sendo elas: A, B, C e D. O tipo A, pode ser encontrado em diversas espécies de animais, além dos seres humanos, como suínos, cavalos, mamíferos marinhos e aves. Dentre os subtipos de vírus influenza

A, existem atualmente a (H1N1) e a (H3N2), que circulam de maneira sazonal e infectam humanos, e os tipos de origem animal, que também podem afetar humanos causando doença grave são os vírus: A(H5N1), A(H7N9), A(H10N8), A(H3N2v) e A(H1N2v).

> *As siglas (H) e (N) são as iniciais das glicoproteínas do envelope viral, sendo H referente a hemaglutinina e N a neuraminidase. A hemaglutinina tem como função se ligar ao receptor da célula, portanto, sendo importante no reconhecimento da célula hospedeira. A neuraminidase permite que o vírus seja liberado da célula hospedeira.*

O tipo B, infectam exclusivamente os seres humanos. Podem ser divididos em 2 principais grupos, chamados de B/ Yamagata e B/ Victoria.

O tipo C, é detectado com uma frequência menor e geralmente causa infecções mais leves, em humanos e suínos, apresentando implicações menos significativas à saúde pública.

O tipo D, surgiu em 2011 nos Estados Unidos da América em suínos e bovinos e não são conhecidos casos de infecção ou doenças em humanos.

Diferença entre gripe e resfriado

Os sintomas da gripe geralmente aparecem de forma repentina, com febre, vermelhidão no rosto, dores no corpo e cansaço. Entre o segundo e o quarto dias os sintomas do corpo tendem a diminuir enquanto os sintomas respiratórios aumentam, aparecendo com frequência uma tosse seca. Resfriado é causado na maioria das vezes por rinovírus (é o mais comum entre os agentes virais associados a infecções no trato respiratório superior). Seus primeiros sinais costumam ser coceira no nariz ou irritação na garganta, os quais são seguidos após algumas horas por espirros e secreções nasais. A congestão nasal também é comum nos resfriados, porém, ao contrário da gripe, a maioria dos adultos e crianças não apresenta febre ou apenas febre baixa. O resfriado e a gripe apresentam secreções nasais e espirros. Portanto, a diferenciação não é fácil podemos simplificar e dizer que no resfriado, geralmente, não ocorre febre.

Contágio

A forma como contraímos a gripe e o resfriado é a mesma, através do contato com pessoas ou superfícies contaminadas. O vírus é espalhado através de gotículas de uma pessoa infectada. Assim, podemos contrair gripe ou resfriado através de espirros, tosse, ou qualquer contato com infectados. Durante o inverno a contração das enfermidades é mais comum porque ficamos mais tempo em ambientes fechados e poucos ventilados.

Diagnóstico

É possível identificar um quadro de gripe por meio dos principais sintomas, entretanto, como os sintomas são semelhantes aos de outras viroses respiratórias, o diagnóstico deve ser feito por meio de exames complementares. O exame painel 4 vírus respiratórios é responsável por identificar a infecção por *Influenza* A e B. Ele é feito por RT-PCR, utilizando um único swab (modelo de um cotonete) para coletar a amostra do nariz e da garganta.

Tratamento

Ainda não existem medicamentos que tenham demonstrado bons resultados no combate aos vírus da gripe e do resfriado, por isso, o tratamento é direcionado ao alívio dos sintomas. Os principais medicamentos sintomáticos utilizados são os analgésicos e antitérmicos, que aliviam a dor e a febre.

Profilaxia

A vacina é a melhor maneira de se evitar a gripe e suas complicações. Todos os anos é necessário receber uma nova dose, já que sua composição é alterada de acordo com o tipo de vírus mais provável de se disseminar e ocorrência de diferentes cepas devido à variabilidade genética dos vírus. A vacina previne aproximadamente 70-90% dos casos de gripe, mas não protege contra outras infecções respiratórias como o resfriado.

Hepatites virais

Infecção que atinge o fígado, causando alterações leves, moderadas ou graves. Na maioria das vezes são infecções silenciosas, ou seja, não apresentam sintomas. No Brasil, as mais comuns são denominadas de A, B e C e essas é que vamos focar.

As hepatites B ou C podem se tornar crônicas. Contudo, geralmente não apresentarem sintomas e, consequentemente, grande parte das pessoas desconhecem ter a infecção. Isso faz com que a doença possa evoluir por décadas sem o devido diagnóstico. O avanço da infecção compromete o fígado gerando fibrose avançada ou de cirrose, que podem levar ao desenvolvimento de câncer e necessidade de transplante do órgão.

> *A fibrose hepática é o resultado cicatrização do fígado a agressões repetidas. Após uma lesão aguda, como uma hepatite viral, as células do fígado regeneram e substituem as que morreram. Durante esse processo ocorre uma resposta inflamatória e se a lesão persistir, a regeneração deixa de ser possível e as células mortas são substituídas por tecido fibroso. Esta progressão conduz à formação de extensas áreas de fibrose e evolução para cirrose hepática. Mais especificamente, podemos dizer que a cirrose representa um estágio tardio da fibrose hepática progressiva caracterizada pela distorção da arquitetura hepática e pela formação de nódulos regenerativos.*

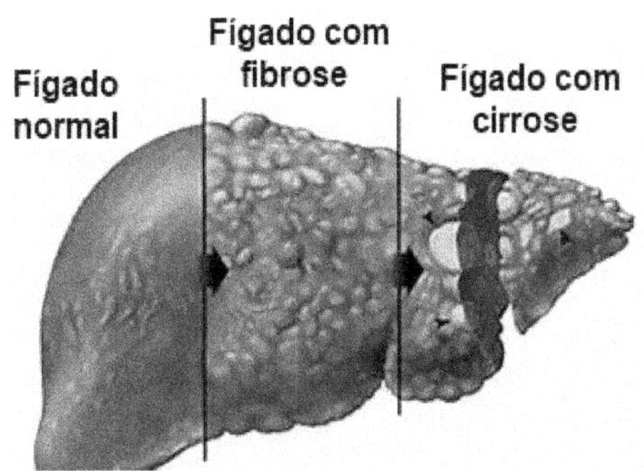

Esquema evidenciando uma comparação
Entre fígado normal, fibrosado e com cirrose

Hepatite A

Chamada de "hepatite infecciosa", essa doença tem como agente o Vírus (VHA) e, geralmente, é considerada a mais branda.

Contágio

A transmissão ocorre por meio do contato com pessoas portadoras da doença e pela água ou alimentos que estejam contaminados por esse vírion. Essa transmissão é conhecida como fecal-oral, pois a água e os alimentos são infectados por conta da falta de tratamento de esgoto.

Sintomas

Pode ser assintomática, mas quando os sintomas acontecem, surgem após 15 dias de infecção. Nesse caso, os indivíduos podem apresentar cansaço, febre, enjoo, tontura, dor abdominal, alteração na coloração da urina e das fezes e aspecto amarelado na pele.

Diagnóstico

O diagnóstico é realizado por exame de sangue, no qual se pesquisa a presença de anticorpos anti-HAV IgM (infecção inicial), que podem permanecer detectáveis por cerca de seis meses. É possível também fazer a pesquisa do anticorpo IgG para verificar infecção passada ou então resposta vacinal de imunidade. De qualquer modo, após a infecção e evolução para a cura, os anticorpos produzidos impedem nova infeção, produzindo uma imunidade duradoura.

Tratamento

Não existe um tratamento padrão para todos os pacientes, ficando a critério médico e quadro infeccioso do paciente os procedimentos adequados. Sempre é recomendado o controle da desidratação

Profilaxia

A melhor prevenção para essa doença é o saneamento básico. Além disso, os hábitos de higiene são indispensáveis, assim como o tratamento da água. Existe uma vacina contra o Vírus da Hepatite A, oferecida pelo Sistema Único de Saúde (SUS) apenas em casos especiais. Dentre eles, receptores de transplante de medula óssea ou portadores de doenças crônicas no órgão em questão.

Hepatite B

A hepatite B é provocada pelo vírus desoxivírus HBV.

Contágio

É transmitida por meio de fluidos corporais (sangue, secreções, entre outros). Portanto, indivíduos que compartilham objetos de uso pessoal infectados, têm relações sexuais sem proteção com pessoas contaminadas, estiveram em contato com objetos perfurantes com a presença do agente causador, entre outras situações, estão suscetíveis à doença. Também pode ser transmitida de mãe para filho durante a gestação, caso a mãe esteja contaminada.

Sintomas

Geralmente aparecem após 6 meses de infecção e, frequentemente, em pessoas acima de 5 anos, destacando a icterícia (amarelamento da pele e da parte branca do olho), febre, enjoo, urina escura, fezes claras e dores no corpo.

Diagnóstico

O teste de triagem para Hepatite B é realizado através da pesquisa do antígeno do HBV (HBsAg), que pode ser feita por meio de teste laboratorial ou teste rápido. Caso o resultado seja positivo, o diagnóstico deve ser confirmado com a realização de exames complementares para pesquisa de outros marcadores, que compreende a detecção direta da carga viral, por meio de um teste de biologia molecular que identifica a presença do DNA viral (HBV-DNA).

Tratamento

Possui cura espontânea na maior parte dos casos, devido ao próprio organismo criar anticorpos para eliminar o vírus. Contudo, em alguns casos, a hepatite B pode tornar-se crônica e o vírus permanecer no organismo por toda vida. Na fase crônica há um grande risco de surgirem doenças graves do fígado, como cirrose hepática, insuficiência hepática e câncer do fígado, que podem criar danos irreversíveis no fígado, por isso, nestes casos, os pacientes devem seguir o tratamento indicado pelo médico.

Prevenção

Os métodos mais eficientes de prevenção são o uso de preservativos durante as relações sexuais, evitar o compartilhamento de itens de uso pessoal, assim como se certificar de que os objetos perfurantes estão esterilizados em locais como estúdios de tatuagem, tratamento de acupuntura e outros. Existe uma vacina no SUS. Ela é indicada para pessoas que estão vulneráveis ao contato com o vírus (imunodeficientes, portadores de DSTs, usuários de drogas, profissionais da saúde, gestante, entre outros.

Hepatite C

É a hepatite viral mais grave, provocada pelo vírus HCV.

Contágio

É muito parecido com a hepatice B, pois o agente causador se encontra presente no sangue de pessoas contaminadas. Por isso, é fundamental evitar contato sem proteção com fluidos corporais de indivíduos infectados.

Sintomas

São semelhantes aos da hepatite B. Além disso, manifesta-se de forma crônica ou aguda, sendo a primeira mais frequente. Quando não são devidamente tratados, os sintomas podem evoluir para cirrose hepática ou câncer de fígado.

Diagnóstico

Geralmente, a hepatite C é descoberta em sua fase crônica. Normalmente, o diagnóstico ocorre após teste rápido de rotina ou por doação de sangue. Esse fato reitera a importância da realização dos testes rápidos ou sorológicos, que apontam a presença dos anticorpos anti-HCV. Se o teste de anti-HCV for positivo, é necessário realizar um exame de carga viral (HCV-RNA) para confirmar a infecção ativa pelo vírus. Após esses exames o paciente poderá ser encaminhado para o tratamento, ofertado gratuitamente pelo SUS, com medicamentos capazes de curar a infecção e impedir a progressão da doença.

Tratamento

Geralmente o tratamento é feito com antivirais. Ainda assim, cada paciente deve ser devidamente analisado para se indicar a terapia mais adequada.

Profilaxia

Embora não exista uma vacina contra a hepatite C, como nos casos anteriores, é possível preveni-la evitando o contato sem proteção com pessoas e objetos que podem estar contaminados.

Herpes simples

É uma infecção geralmente cutânea causada pelo Herpes Simplex Vírus (HSV), um desoxivírus. O contato com o vírus ocorre geralmente na infância, mas muitas vezes a doença não se manifesta nesta época. O vírus atravessa a pele e, percorrendo um nervo, se instala no organismo de forma inativa, até que venha a ser reativado. A palavra herpes vem do grego *Herpein*, que significa "alastrar" ou "aquilo que rasteja". Inicialmente, era uma palavra que também fazia associação aos répteis rastejantes, como as serpentes. A primeira vez que este termo foi utilizado para descrever esta doença foi pelo médico grego Dioscórides (40 – 90 d.C) e pelo romano Escribonio Largo, ainda durante o século I d.C.

Contágio

O HSV é muito contagioso e pode ser transmitido pelo contato direto com ulcerações e, por vezes, através do contato com a boca (área oral) ou os genitais de pessoas com infecção por HSV, mesmo quando nenhuma ulceração puder ser vista.

Sintomas

O herpes causa bolhas ou ulcerações na boca ou nos órgãos genitais e, muitas vezes com a primeira infecção, uma febre e sensação geral de mal-estar. Pode ocorrer em outras partes do corpo, incluindo olhos e cérebro. Existem dois tipos de vírus do herpes simples: HSV-1, que é a causa comum das ulcerações nos lábios (herpes labial) e das ulcerações na córnea do olho (ceratite por herpes simples) e o HSV-2, que é a causa comum do herpes genital. A distinção não é fácil, podendo ocorrer infecções genitais causadas pelo HSV-1. A infecção pode também ocorrer em outras partes do corpo, como no cérebro (uma doença séria) ou no trato gastrointestinal. Pode haver infecção amplamente disseminada em recém-nascidos ou em pessoas com o sistema imunológico enfraquecido, principalmente as que têm infecção por HIV.

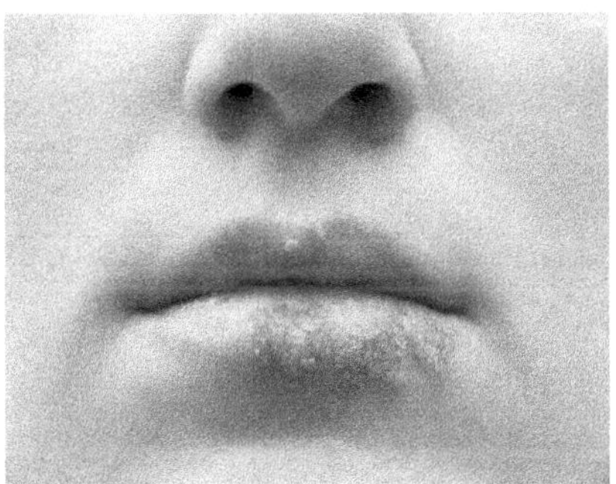

Lesão provocada pela herpes simples

Diagnóstico

É frequentemente clínico com base nas lesões características. A confirmação laboratorial pode ser útil, em especial quando a infecção for grave, o paciente for imunocomprometido, uma mulher gestante ou as lesões forem atípicas. Um teste de Tzanck (um raspado superficial da base de uma vesícula recentemente rompida, preparado com coloração de Wright-Giemsa) com frequência revela células gigantes multinucleadas em infecção por HSV ou vírus da varicela-zóster. O diagnóstico definitivo é feito com cultura, soroconversão envolvendo o sorotipo apropriado (em infecções primárias), PCR e detecção de antígeno. Secreções e material para cultura devem ser obtidos de uma vesícula ou da base de uma lesão ulcerada recente. O HSV, às vezes, pode ser identificado por meio de imunofluorescência direta em raspagem de lesões. São usadas PCR de líquido cefalorraquidiano e RM para diagnosticar encefalite por HSV.

Tratamento

Geralmente, mesmo quando é feito com fármacos, mesmo que precocemente, não previne a possibilidade de recorrência. Em geral, é usado Aciclovir, Valaciclovir, ou Fanciclovir. Para ceratite, geralmente é utilizado Trifluridina tópica (normalmente em consulta com um oftalmologista).

O aciclovir serve para tratar infecções causadas pelo vírus da herpes, tanto a genital como a oral. O mesmo remédio também é usado para conter o herpes-zóster. O aciclovir é amplamente utilizado para bloquear a multiplicação desses vírus.

Profilaxia

Pessoas com infecção oral por HSV desencadeada por raios solares devem evitar ao máximo a exposição ao sol ou usar um protetor solar quando a exposição não puder ser evitada. Como a infecção pelo HSV é contagiosa, as pessoas com infecção dos lábios devem evitar beijar assim que sentirem o primeiro formigamento (ou, se nenhum formigamento for sentido, quando aparecer uma bolha) até que a ulceração esteja totalmente curada. Elas não devem compartilhar copos e, se possível, não devem tocar nos lábios. Elas devem também evitar sexo oral. As pessoas com herpes genital devem usar sempre preservativos. Mesmo sem bolhas visíveis e sem sintomas, o vírus pode estar presente nos órgãos genitais e contagiar os parceiros sexuais.

Herpes zóster

Herpes, ou cobreiro é uma doença causada pelo desoxivírus Varicela-Zóster (VVZ), o mesmo que causa também a Catapora. Esse vírus pode permanecer em latência durante toda a vida da pessoa e ser reativado quando a pessoa passa por períodos de baixa da imunidade ou em pessoas com comprometimento imunológico, como os portadores de doenças crônicas (hipertensão, diabetes), câncer, Aids, transplantados e outras.

Contágio

Excepcionalmente, há pacientes que desenvolvem herpes após contato com doentes de catapora (ou vice-versa) e, até mesmo, com outro doente de herpes, o que indica a possibilidade de uma reinfecção em paciente já previamente imunizado. A Herpes pode levar a complicações e outras formas clínicas graves, inclusive, levar à morte.

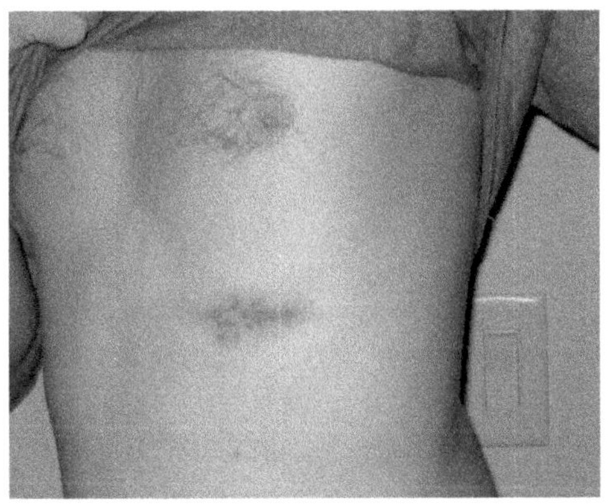

Lesão provocada pela herpes zóster

Sintomas

Os principais sintomas são: Lesões cutâneas, normalmente localizadas e restritas a um lado do corpo; ardor e coceira local; febre; dor de cabeça; mal-estar; dor intensa no local em que as lesões de pele se formaram e Parestesias (formigamento, agulhadas e adormecimento).

Na maioria das vezes, a doença evolui para cura espontânea no período de 2 a 4 semanas. Entretanto, algumas complicações podem ocorrer, como Neuralgia pós-herpética (NPH) que é a complicação mais frequente do herpes zóster. Trata-se de uma dor tipo neuropática, ou seja, o acometimento dos nervos sensitivos e que persiste mesmo após a resolução das lesões de pele. Podem, em algumas situações evoluir para quadros mais graves como sepse, artrite e pneumonia e a Síndrome de Ramsay Hunt (quando o herpes zóster acomete a face, podendo causar paralisia do rosto, dor de ouvido, perda auditiva, vertigem, zumbido no ouvido, mudança ou perda do paladar e dificuldade em fechar um olho).

Acredita-se que aproximadamente 1 a cada 3 pessoas terá herpes-zóster durante a vida, principalmente a partir dos 50 anos de idade, quando o risco e gravidade do herpes-zóster aumentam significativamente pelo declínio da imunidade relacionado à idade e a crescente população de idosos. Segundo um estudo epidemiológico realizado no Brasil, 95% dos adultos já foram expostos ao vírus da varicela-zóster. Desde abril de 2014, o Brasil passou a contar com a vacina *herpes-zóster (atenuada)*, conhecida internacionalmente como Zostavax. Indicada para pessoas a partir dos 50 anos de idade, está é a primeira e única vacina para prevenir o herpes-zóster e a neuralgia pós-herpética, além de contribuir para a redução da dor aguda e crônica associada ao herpes-zóster. A eficácia e o perfil de segurança da vacina *herpes-zóster* (atenuada) foram avaliados em mais de 60 mil indivíduos.

Diagnóstico

O diagnóstico do herpes zóster pode ser feito pelo dermatologista, infectologista ou clínico geral por meio da avaliação dos sinais e sintomas apresentados pela pessoa. Além disso, é feita uma observação das feridas na pele, podendo ser também coletada uma pequena amostra da secreção para ser avaliada em laboratório.

Tratamento

O tratamento para herpes zoster é feito com a utilização de medicamentos antivirais para diminuir a multiplicação do vírus, melhorar os sintomas e diminuir a duração e a intensidade da doença.

Profilaxia

Único meio de se prevenir do herpes zoster é se vacinar contra a varicela (catapora) ou efetuar tratamentos preventivos à base de Aciclovir ou ainda de imunoterapias. Sintomas: Geralmente o primeiro sintoma é a dor.

HPV

O HPV (sigla em inglês para Papilomavírus Humano), é responsável pela infecção sexualmente transmissível mais frequente no mundo. Está associado ao desenvolvimento da quase totalidade dos canceres de colo de útero, bem como a diversos outros tumores em homens e mulheres.

> *As verrugas comuns que aparecem na pele são tumorações também causadas pelo papiloma vírus humano (HPV). Esse vírus ativa o crescimento anormal de células da epiderme, que são lançadas para a superfície do corpo formando as verrugas. O aspecto, tamanho e forma dessas lesões estão diretamente ligados a um ou vários dos diferentes sorotipos de HPV responsáveis pela infecção.*

O HPV já era conhecido na Antiguidade desde Hipócrates (460-377 A.C.), foi depois descrita como verrugas da pele, na Era Romana (Celsus 25 D.C.). No século XVIII, chegou a ser confundida com manifestações da sífilis e, posteriormente, com a gonorreia. Foi no século XX que apareceram evidências de que as verrugas eram causadas por um vírus.

Popularmente, essa doença também é conhecida como verrugas genitais, condiloma acuminado, crista de galo (devido à semelhança de sua aparência com a crista do galo), entre outros nomes. Às vezes, assemelha-se à couve-flor.

A palavra condiloma originou-se do idioma grego e significa tumor redondo e acuminado (pontudo elevado). Portanto, condiloma acuminado é um tumor arredondado e pontudo.

Somente no final dos anos 70 do século passado que inúmeras pesquisas, conseguiram caracterizar o Papilomavírus humano (HPV) como elemento essencial na origem desta importante e frequente neoplasia.

Contágio

O HPV é transmitido por meio do contato direto com a pele ou com a mucosa afetada pelo vírus por contato sexual. É por isso que ele é considerado uma IST, ou seja, uma infecção sexualmente transmissível. O HPV também pode ser transmitido pelo contato com objetos, toalhas e roupas infectados com secreção de vírus vivo em contato com a pele que, porventura, possa ter algum machucado ou ferimento. Também pode acontecer de mãe para filho, no momento do parto natural.

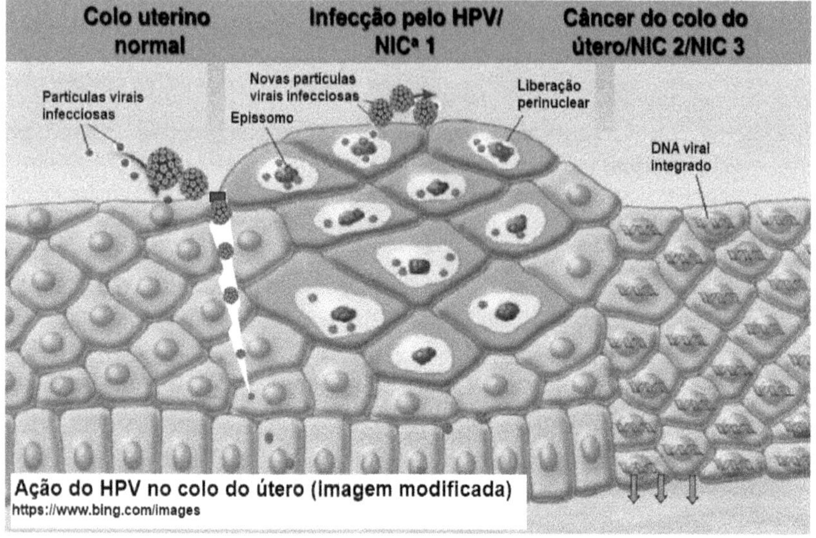

Ação do HPV no colo do útero (imagem modificada)
https://www.bing.com/images

Sintomas

Geralmente é assintomático, onde o vírus pode ficar latente por até vários anos. No entanto, uma vez que haja uma queda de imunidade, o HPV pode finalmente apresentar sintomas, fazendo com que o paciente apresente lesões, onde pode ser observado verrugas visíveis, com diferentes classificações que podem receber denominações curiosas, como crista de galo e figueira. O HPV pode se manifestar em uma única verruga ou em várias, sendo que a descrição delas é variada e podem estar localizadas na região genital, no ânus ou na boca.

Diagnóstico

É clínico, podendo ser analisado visualmente pelo médico responsável. Na mulher, são também realizados exames laboratoriais como papanicolau, colposcopia e, se necessário, biópsia. No homem, são realizados exames urológicos.

> *Papanicolau é um exame capaz de coletar células do colo do útero para detectar o pré-câncer e o câncer na fase inicial, causados pelo HPV. Colonoscopia é o exame que*

utiliza como auxílio o colposcópio (um aparelho ocular), que amplia a imagem do colo do útero, vagina e vulva, a fim de diagnosticar lesões benignas, pré-malignas e malignas presentes nos tecidos desses órgãos.

Tratamento

Geralmente são utilizados os métodos químicos, onde substâncias químicas são aplicadas nas lesões (verrugas e no pré-câncer) e são responsáveis por destruir aos poucos essas feridas; métodos físicos, onde utilizam equipamentos como o bisturi elétrico e o laser para cauterizar as lesões; procedimentos cirúrgicos, quando determinadas lesões são necessárias a remoção. Na maior parte das vezes, isso ocorre quando a ferida está presente no colo do útero, cirurgia chamada de conização; métodos imuno estimulantes são utilizados, onde uma substância chamada imiquimode, o paciente passa nas lesões e o produto ativa a imunidade para destruir as lesões.

Geralmente o vírus não fica para sempre no organismo humano. Normalmente, o tempo de permanência do vírus é de 1 ano e meio a 2 anos, fazendo com que a própria imunidade seja capaz de destrui-los. Em pessoas que possuem o sistema imune comprometido, o organismo não é capaz de destruir o vírus e ele pode ficar persistente.

Profilaxia

A prevenção do HPV pode ser feita por meio do uso de proteção, como as camisinhas femininas ou masculinas. Ainda há chances de ser infectado com o HPV, mesmo usando preservativos, já que eles não recobrem por completo a pele, mas há uma redução no risco. É recomendado que pacientes do sexo feminino, após iniciarem suas vidas sexuais, realizem consultas e exames ginecológicos periodicamente, a realização de exames ginecológicos como o papanicolau servem como prevenção e possibilidade de tratamento às variantes do HPV que possam causar o câncer de colo de útero. Por fim, a melhor forma de prevenir a infecção do HPV é por meio da vacina. É recomendada para meninas, na faixa entre 9 e 14 anos de idade, e para meninos, entre os 11 e 14 anos de idade, ou seja, antes do início da vida sexual. Existem dois tipos de vacina contra o HPV no Brasil, a bivalente e a quadrivalente, sendo que cada uma é efetiva contra tipos específicos de HPV.

A vacina bivalente contra o HPV previne os tipos 16 e 18 e é aprovada no Brasil para meninas e mulheres a partir de 9 anos. A vacina quadrivalente, além dos tipos 16 e 18, previne os tipos 6 e 11 e é aprovada no Brasil para meninas e mulheres de 9 a 45 anos e para meninos e homens de 9 a 26 anos. A vacina funciona estimulando a produção de anticorpos específicos para cada tipo de HPV. A proteção contra a infecção vai depender da quantidade de anticorpos produzidos pelo indivíduo vacinado e a sua persistência durante um longo período de tempo. A vacinação não exclui a necessidade de exames periódicos.

Meningites virais

É uma inflamação das meninges (membranas que envolvem o cérebro e a medula espinhal) e é uma das formas mais comuns de manifestação da doença. Ela é causada por diversos tipos de vírus. Entre os causadores das podemos destacar os Enterovírus (Poliovírus, Echovírus e Coxsackie-virus), Adenovírus, Vírus herpes simples tipo 1 e 2 – HSV, HIV 1.

Além dos vírus pode-se desenvolver meningites por bactérias (veremos nesse livro), fungos, protozoários e helmintos (vermes). Os principais fungos causadores de meningite são a Crypitococcus neoformans e a C. gattii. Outros fungos que também podem causar meningite, mas de forma menos frequente, são: Candida albicans, Candida tropicalis, Histoplasma capsulatum, Paracoccidioides brasiliensis e Aspergillus fumigatus. Entre os protozoários podemos citar o Toxoplasma gondii (provoca a toxoplasmose - veremos nesse livro) e, Plasmodium sp. (que provoca a malária – veremos nesse livro). Em relação aos helmintos podemos citar a Taenia solium (que provoca a (cisticercose – veremos nesse livro).

Contágio

A transmissão pode acontecer por meio do contato com mãos, alimentos, água, superfícies ou objetos contaminados.

Sintomas

Os primeiros sintomas da meningite viral são: Febre; dor de cabeça; náuseas e vômitos; falta de apetite; sonolência; fotofobia (sensibilidade à luz); dor nas articulações; rigidez no pescoço (também chamada rigidez de nuca).

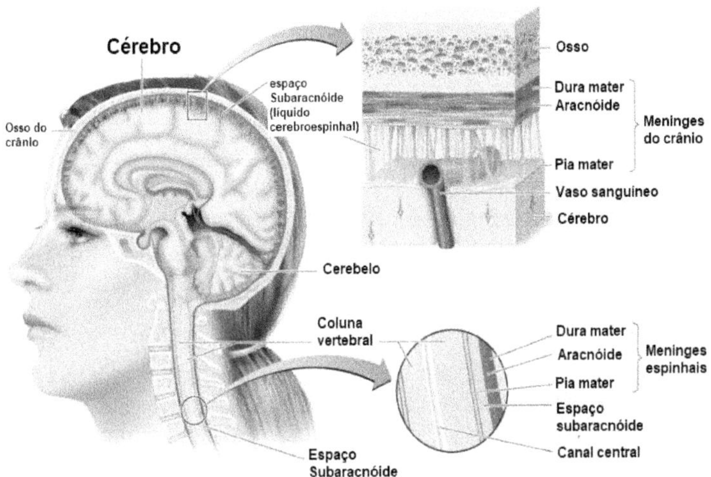

Visão geral das meninges do crânio e coluna vertebral

Diagnóstico

Geralmente é feita uma punção lombar (punção na coluna vertebral) para recolher uma amostra de líquido cefalorraquidiano, onde a amostra deve ser enviada para um laboratório para ser examinada e estudada quanto aos níveis de glicose e proteínas e a quantidade e o tipo de glóbulos brancos. Porém, se os médicos suspeitarem que a pressão dentro do crânio aumentou, pode ser feita primeiramente uma tomografia computadorizada ou ressonância magnética para verificar as causas do aumento de pressão. Os médicos por vezes também coletam uma amostra de sangue, de secreções do nariz ou da garganta ou de fezes para cultura, análise e/ou, se disponível, testes de PCR.

Tratamento

Não há tratamento específico para a meningite viral e, como acontece com outras viroses, se resolve sozinha, podendo ser utilizados medicamentos que tratem apenas dos sintomas, como dor e febre. Quando se tem certeza da doença, pode-se utilizar Aciclovir (um medicamento antiviral).

Profilaxia

Ainda não existe uma vacina específica que previne a meningite viral, especialmente as que são causadas pelos Enterovírus. Portanto, práticas de higiene são recomendadas como lavar a mão antes das refeições, lavar alimento e beber água tratada.

Mononucleose

A mononucleose infecciosa, conhecida como doença do beijo, é uma doença causada pela infecção por vírus EBV (Vírus Epstein-Barr). O nome da doença está relacionado à presença de muitos glóbulos brancos (células mononucleares) na corrente sanguínea, daí a origem do nome da doença.

Contágio

Geralmente ocorre pelo contato com saliva de pessoas infectadas. Após a infecção, o vírus permanece no organismo por toda a vida, e a pessoa infectada pode eliminar o vírus pela saliva em determinados períodos, podendo infectar outras pessoas sem estar com sintomas. Complicações por mononucleose são pouco comuns, mas podem ser graves, como anemia, diminuição do número de plaquetas no sangue e ainda manifestações neurológicas como convulsões.

Sintomas

Os principais são mais frequentes em adolescentes e adultos: presença de placas esbranquiçadas na boca, língua e/ou na garganta; dor de cabeça constante; febre alta acima de 38ºC; dor de garganta; cansaço excessivo; mal-estar geral; aparecimento de ínguas no pescoço; tosse; perda de apetite; inflamação do fígado; hipertrofia do baço; inchaço dos gânglios linfáticos.

Diagnóstico

É feito com base no conjunto de sinais clínicos e laboratoriais como exames de sangue que pesquisam a presença de anticorpos contra o vírus Epstein-Barr.

Tratamento

Geralmente é utilizado antitérmicos e analgésicos para aliviar a febre e a dor de garganta. Além disso, recomenda-se que o indivíduo fique em repouso e evite a prática de esportes podem favorecer a ocorrência de um trauma abdominal, devido ao pequeno risco de rompimento do baço, quando este estiver aumentado de tamanho.

Profilaxia

Atualmente, não há vacinas disponíveis contra a mononucleose infecciosa. O principal método de prevenção é evitar o contato direto com pessoas que estejam diagnosticadas com a doença (beijos, compartilhamentos de talheres, entre outros), principalmente durante o período de incubação do vírus.

Poliomielite (paralisia infantil)

É uma doença infectocontagiosa aguda, causada por um vírus que vive no intestino, denominado Poliovírus (ribovírus). Embora ocorra com maior frequência em crianças menores de quatro anos, também pode ocorrer em adultos. A nomenclatura Poliomielite tem origem greco-latina, a saber "(pólios)" = cinzento, "(mielos)" = medula e "ite" = inflamação

Os efeitos da poliomielite são conhecidos desde a pré-história; pinturas e esculturas do Egito Antigo representam pessoas saudáveis com membros atrofiados e crianças caminhando com bengalas. A primeira descrição clínica da doença foi fornecida pelo médico inglês Michael Underwood em 1789, na qual ele se referia à pólio como "uma debilidade das extremidades inferiores".

Contágio

Uma pessoa pode transmitir diretamente para a outra. A transmissão do vírus se dá através da eliminação dos vírus por gotículas expelidas ao falar, tossir ou espirrar ou com material contaminado com fezes (contato fecal-oral). Crianças mais novas, que ainda não adquiriram completamente hábitos de higiene, correm maior risco de contrair a doença. O Poliovírus também pode ser disseminado por contaminação da água e de alimentos por fezes contaminadas com vírus. Após o contágio, o vírus vai para a corrente sanguínea e pode chegar até o sistema nervoso, dependendo da pessoa infectada.

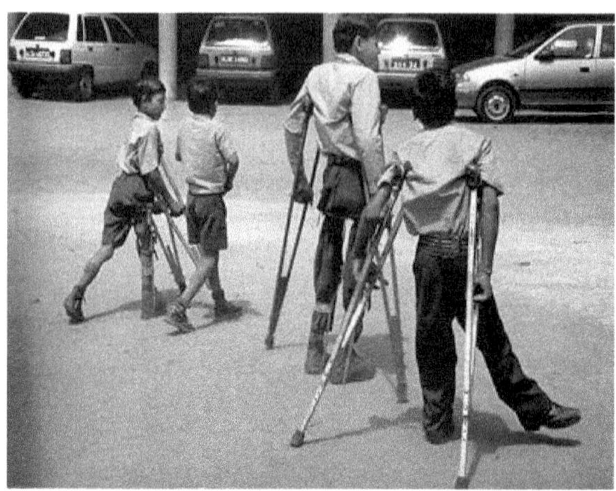

Danos provocados nos membros inferiores

Sintomas

A maior parte das infecções apresenta poucos sintomas (forma subclínica) ou nenhum e estes são parecidos com os de outras doenças virais ou semelhantes, geralmente são: febre e dor de garganta, náusea, vômito, constipação (prisão de ventre), dor abdominal e, raramente, diarreia. Cerca de 1% dos infectados pelo vírus pode desenvolver a forma paralítica da doença, que pode causar sequelas permanentes, insuficiência respiratória e, em alguns casos, levar à morte. Em geral, a paralisia se manifesta nos membros inferiores de forma assimétrica, ou seja, ocorre apenas em um dos membros. As principais características são a perda da força muscular e dos reflexos, com manutenção da sensibilidade no membro atingido.

Diagnóstico

Pode ser confirmado por diferentes exames laboratoriais, como o exame para a detecção do poliovírus nas fezes ou no catarro do paciente infectado; exame para a pesquisa de anticorpos IgM no sangue; cultura de LCR (líquido cefalorraquidiano) para a pesquisa do agente causador; e eletromiografia para o estudo da atividade elétrica do membro paralisado, em casos mais graves.

Tratamento

Não existe tratamento específico para a poliomielite. O tratamento dos sintomas é feito de acordo com o quadro clínico do paciente.

Profilaxia

A doença deve ser evitada tanto através da vacinação contra poliomielite (zé gotinha) como de medidas preventivas contra doenças transmitidas por contaminação fecal de água e alimentos. As más condições habitacionais, a higiene pessoal precária e o elevado número de crianças numa mesma habitação também são fatores que favorecem a transmissão da poliomielite. Logo, programas de saneamento básico são essenciais para a prevenção da doença. No Brasil, a vacina é dada rotineiramente nos postos da rede municipal de saúde e durante as campanhas nacionais de vacinação. A imunização contra a poliomielite deve ser iniciada a partir dos 2 meses de vida, com mais duas doses aos 4 e 6 meses, além dos reforços entre 15 e 18 meses e aos 5 anos de idade.

Raiva (hidrofobia)

É uma doença infecciosa viral aguda, que acomete mamíferos, inclusive o homem, e caracteriza-se como uma encefalite progressiva e aguda com letalidade de aproximadamente 100%. É causada pelo Vírus Lyssavirus, da família Rabhdoviridae.

> *O termo raiva deriva do latim rabere (significando fúria ou delírio), mas também encontra raízes no sânscrito rabhas (tornar-se violento). Entre os gregos era chamada de Lyssa ou Lytta (loucura, demência). Essa característica deve-se à intensa dor que provoca e por afetar o sistema nervoso. O termo hidrofobia (medo de água) deve-se à característica do animal infectado sentir dor ao deglutir evitando beber água.*

A raiva foi descrita pelo menos há 4 milênios e é uma das zoonoses mais antigas que se tem conhecimento. O período histórico da raiva é longo, pois desde Aristóteles essa doença já era considerada como enfermidade contagiosa e, devido à mordedura de cães, era temida e conhecida como uma doença letal. Louis Pasteur proporcionou enorme progresso, que alcançou seu ponto culminante com a primeira vacinação de um ser humano em 1885.

Contágio

O vírus localiza-se na saliva do animal infectado e este, ao morder ou lamber mucosas ou regiões feridas, pode transmitir a enfermidade a outros animais e ao ser humano.

Sintomas

Depois que o vírus entra no corpo, o tempo de incubação pode variar de duas semanas a 60 dias, em média, mas pode se prolongar por até cinco anos. Em seguida, o vírus se movimenta pelos nervos até o cérebro e a medula espinhal, causando uma encefalite, ou seja, uma inflamação no cérebro. Os sintomas da raiva em pessoas são: dor de cabeça, febre, náusea, dor de garganta e alterações de sensibilidade no local da ferida provocada pela mordedura do animal. Estes sinais evoluem para paralisia e espasmos dos músculos de deglutição. O paciente também pode apresentar inchaço nos gânglios linfáticos, aumento da sensibilidade e dormência em locais próximos ao contato com o animal infectado, além de alterações de comportamento.

Diagnóstico

Geralmente é feito um diagnóstico diferencial (exclusão de casos) de doenças infecciosas de encefalites virais, especialmente as causadas por outros rabdovírus e arbovírus. Considerando a raiva humana pode-se realizar o diagnóstico laboratorial da raiva humana (quando o paciente ainda está vivo) por meio da identificação do antígeno rábico pela técnica de Imunofluorescência Direta – IFD em decalques de células de córnea (córnea teste), na biópsia da pele da região da nuca (folículo piloso) ou da saliva.

Tratamento

É extremamente raro a cura da raiva, entretanto, em 2004, foi registrado nos Estados Unidos o primeiro relato de tratamento de Raiva humana em paciente que não recebeu vacina ou soro antirrábico e evoluiu para cura. No Brasil, em 2008, foi confirmada Raiva em um paciente mordido por um morcego hematófago e que após suspeita clínica, foi iniciado o protocolo de Milwaukee adaptado à realidade brasileira, resultando no primeiro registro de cura de Raiva humana, no país. Considerando isso, atualmente vem se adotando em casos suspeitos (o mais rápido possível) um protocolo que consiste, basicamente, na indução de coma, uso de antivirais e reposição de enzimas, além da manutenção dos sinais vitais do paciente. Recomenda-se como tratamento de suporte: dieta por sonda nasogástrica e hidratação para manutenção do balanço hídrico e eletrolítico; na medida do possível, usar sonda vesical para reduzir a manipulação do paciente; controle da febre e vômito; betabloqueadores na vigência de hiperatividade simpática; uso de antiácidos, para prevenção de úlcera de estresse; realizar os procedimentos para aferição da pressão venosa central (PVC) e correção da volemia na vigência de choque; tratamento das arritmias cardíacas. Sedação de acordo com o quadro clínico, não devendo ser continua.

Profilaxia

Para prevenir a raiva animal é fundamental a vacina-losalém em gatos, cachorros e os animais de produção também devem ser vacinados. Além de cumprir o esquema completo da imunização, é necessário fazer a observação clínica, por dez dias, de cães e gatos que morderam uma pessoa. Já o paciente mordido deve receber, prontamente, a primeira dose da antirrábica, e as outras, com três, sete, 14 e 28 dias depois.

Rubéola

Doença aguda, de alta contagiosidade, que é transmitida pelo vírus do gênero Rubivirus, da família Togaviridae (único togavírus que usa humanos como único hospedeiro natural). A doença também é conhecida como Sarampo Alemão. A sua importância está relacionada à Síndrome da Rubéola Congênita (SRC) que atinge o feto ou o recém-nascido cujas mães se infectaram durante a gestação. A infecção por rubéola na gravidez pode acarretar inúmeras complicações como o aborto e malformações congênitas (surdez, malformações cardíacas, lesões oculares e outras).

A rubéola foi descrita pela primeira vez em meados do século XVIII por dois médicos alemães que a denominaram por "roteln", no entanto, a doença ficou globalmente conhecida como "sarampo alemão". Em 1815 a rubéola foi reconhecida como doença com a descrição de "exantema confundível com a escarlatina". O nome rubéola (devido às manchas avermelhadas no corpo) foi mencionado pela primeira vez em 1866; em 1938 foi registrado que era de origem viral (isolado pela primeira vez em 1962 por Parkman e Weller) e em 1966 iniciaram os estudos para fabricação de vacina a partir de vírus atenuado que, só em 1970, as vacinas começaram a serem distribuidas.

A base molecular desse vírus ainda não é totalmente conhecida. Estudos in vitro revelaram que o vírus da rubéola tem um efeito apoptótico (forma de morte celular) em determinadas células, contudo, este mecanismo depende da proteína p53, responsável pela regulação do ciclo celular e supressão tumoral. A replicação do vírus da rubéola está associada a danos mitocondriais. As mitocôndrias são os componentes celulares responsáveis pela produção de energia, assim sendo, ao serem danificadas, o desempenho das suas funções ficam comprometidos, fazendo com que as células não sejam capazes de desempenhar processos vitais, o que pode culminar na morte celular.

Contágio

A transmissão acontece de uma pessoa a outra, geralmente pela emissão de gotículas das secreções respiratórias dos doentes. É pouco frequente a transmissão através do contato com objetos recém-contaminados por secreções de nariz, boca e garganta ou por sangue, urina ou fezes dos doentes. A rubéola congênita acontece quando a mulher grávida adquire rubéola e infecta o feto porque o vírus atravessa a placenta.

Sintomas

Após um período de incubação, que varia de duas a três semanas, a doença mostra seus primeiros sinais característicos: febre baixa, surgimento de gânglios linfáticos e de manchas rosadas, que se espalham primeiro pelo rosto e depois pelo resto do corpo. A rubéola é comumente confundida com outras doenças, pois sintomas como dores de garganta e de cabeça são comuns a outras infecções, dificultando seu diagnóstico. Apesar de não ser grave, é particularmente perigosa na forma congênita. Neste caso, pode deixar problemas irreversíveis no feto como: glaucoma (doença que atinge diretamente o nervo óptico dos olhos e envolve a perda de células da retina), catarata, malformação cardíaca, retardo no crescimento, surdez e outras.

Diagnóstico

São feitos exames laboratoriais disponíveis na rede pública em todos os estados para confirmação ou descarte de casos, como titulação de anticorpos IgM e IgG para rubéola.

Tratamento

Não há tratamento específico para a rubéola. Os sinais e sintomas apresentados devem ser tratados de acordo com a sintomatologia e terapêutica adequada.

Profilaxia

A vacinação (vacina tríplice viral) promove imunidade duradoura. Filhos de mães imunes geralmente permanecem protegidos por anticorpos maternos em torno de seis a nove meses após o nascimento. As crianças devem tomar duas doses da vacina, sendo a primeira dose com um ano de idade e a segunda dose, entre quatro e seis anos. As mulheres em idade fértil devem evitar a gestação por 30 dias após a vacinação. No caso de infecção, recomenda-se que a pessoa com rubéola (criança ou adulto) fique afastada de quem não contraiu a doença.

Sarampo

Doença infecciosa grave que vem acompanhada de febre e exantema (manchas pelo corpo). É uma infecção altamente contagiosa e é causada por vírus (ribovírus) da família Paramyxoviridae. A doença é comum na infância e causa um número significativo de hospitalização, morbidade e mortalidade. O termo sarampo é derivado da palavra "sarapião" que significa "doença febril contagiosa".

O vírus induz a fusão de células infectadas formando células gigantes, o que facilita a sua, circulação e multiplicação sem ser reconhecido e inativado por anticorpos circulantes. Ele infecta as células fundindo a sua membrana (envelope) com a membrana da célula após acoplagem da sua proteína envelopar, ocorrendo a fusão a receptor específico. Reproduz-se no citoplasma da célula, destruindo as células exceto nos neurônios. Os eritemas cutâneos são causados mais pela acção do sistema imunitário contra o vírus que por ele próprio. A resolução da doença dá imunidade para toda a vida.

Acredita-se que o vírus do sarampo tenha surgido há cerca de 2000 anos, na China. A doença se espalhou pelo mundo através das rotas comerciais e de migração humana. O primeiro surto documentado de sarampo ocorreu na Pérsia, em 900 d.C. No século XVIII, o sarampo se tornou uma das principais causas de morte infantil na Europa. No entanto, o vírus do sarampo só foi identificado em 1954 por um cientista chamado John Enders.

A circulação endêmica do vírus do sarampo havia sido interrompida no Brasil, conforme declarou, em julho de 2016, o Comitê Internacional de Avaliação e Documentação da Eliminação do Sarampo. O último caso da doença no país foi em 2015, entretanto, o país tem lutado para manter este certificado, uma vez que surtos já tinham sido identificados em 2018, no Amazonas e em Roraima, além de casos em outros Estados (Rio de Janeiro, Rio Grande do Sul, Pará, São Paulo e Rondônia). Nesses surtos, e na maioria dos outros casos, o contágio foi relacionado com a importação do vírus, especialmente da Venezuela. Isso ficou comprovado pelo genótipo do vírus (D8) que foi identificado, que é o mesmo que circula na Venezuela.

Contágio

A transmissão ocorre diretamente, de pessoa a pessoa, geralmente por tosse, espirros, fala ou respiração, por isso a facilidade de contágio da doença. Além de secreções respiratórias ou da boca, também é possível se contaminar através da dispersão de gotículas com partículas virais no ar, que podem perdurar por tempo relativamente longo no ambiente, especialmente em locais fechados como escolas e clínicas. A doença é transmitida na fase em que a pessoa apresenta os primeiros sintomas e dura até quatro dias após o aparecimento das manchas vermelhas.

Sintomas

Os sintomas iniciais apresentados pelo doente são: febre acompanhada de tosse persistente, irritação ocular e corrimento do nariz. Após estes sintomas, geralmente há o aparecimento de manchas avermelhadas no rosto, que progridem em direção aos pés, com duração mínima de três dias. Além disso, pode causar infecção nos ouvidos, pneumonia, lesão cerebral e morte. Posteriormente, o vírus pode atingir as vias respiratórias, causar diarreias e até infecções no encéfalo. Acredita-se que estas complicações sejam desencadeadas pelo próprio vírus do sarampo que, na maior parte das vezes, atinge mais gravemente os desnutridos, os recém-nascidos, as gestantes e as pessoas portadoras de imunodeficiências.

Diagnóstico

Pode ser clínico (pessoas que apresentam os sinais e sintomas da doença), no entanto, o ideal é que seja laboratorial, por sorologia (amostra de sangue), e também por biologia molecular (amostras de secreção de orofaringe, nasofaringe, urina).

Tratamento

Não existe tratamento específico para o sarampo. Os medicamentos são utilizados para reduzir o desconforto ocasionado pelos sintomas da doença.

Profilaxia

Vacinação (vacina tríplice viral) e evitar contato com pessoas doentes. Apenas os lactentes cujas mães já tiveram sarampo ou foram vacinadas possuem, temporariamente, anticorpos transmitidos pela placenta, que conferem imunidade geralmente ao longo do primeiro ano de vida. As crianças devem tomar duas doses da vacina tríplice viral, sendo a primeira, com um ano de idade; a segunda dose, entre quatro e seis anos.

Vacina tríplice viral

Associação de antígenos (substâncias estranhas ao organismo que desencadeiam a produção de anticorpos) de caxumba, sarampo e rubéola. Atualmente existe a vacina tetra viral que inclui, além das três citadas, a catapora.

Varíola

Doença infeciosa causada por uma de duas estirpes do vírus da varíola (Orthopoxvirus, um dos maiores e mais resistentes vírus de DNA conhecidos). O último caso natural da doença foi diagnosticado em outubro de 1977, o que levou a Organização Mundial de Saúde a certificar a erradicação da doença em 1980. O risco de morte após contrair a doença era de cerca de 30%, sendo superior em recém-nascidos. Entre os sobreviventes, as sequelas mais comuns eram a extensa cicatrização da pele e cegueira. A origem do nome da doença vem do latim vulgar "varíola", a partir do radical "vari", presente em muitas outras palavras, como vários e variedade. Recebeu tal designação por força das várias manchas que se espalham sobre a pele, no caso dos humanos, e nas cristas das aves e nas tetas das vacas.

Desde sempre a varíola foi a causa de mortes em todo mundo. Acredita-se que teria surgido na Índia, sendo descrita na Ásia e na África desde antes da era cristã, tendo sido a responsável mais provável das mortes misteriosas que ocorreram em Atenas que, segundo Tucídides, matou um terço da população, no ano de 430 a.C., dando início ao declínio dessa civilização. A doença terá surgido de novo nos séculos II e III, matando grande proporção da população totalmente não imune do Império Romano, como mais tarde faria na América.

Segundo alguns autores conceituados teria sido a queda da população de Roma e do seu império devido às doenças antes desconhecidas, como varíola, sarampo e varicela. Na China o desenvolvimento da doença foi semelhante na dinastia Han. Acredita-se que esta doença tenha sido "importada" da Índia (onde existe a Deusa da Varíola, Sitala) através das rotas comerciais para a Índia.

A varíola foi uma das principais responsáveis pela dizimação da população nativa das Américas após a sua importação da Europa com Colombo. No Brasil foi primeiramente referenciada em 1563 na Ilha de Itaparica causando grande número de casos e óbitos, principalmente entre os indígenas. Juntamente com o Sarampo, Varicela e outras doenças, matou muitos ameríndios, derrotando e destruindo as civilizações Asteca e Inca introduzida pelo exército de Hernán Cortés e Francisco Pizarro. No caso do Império Inca, a disseminação da varíola tinha se espalhado com extrema rapidez, ocasionando a morte do Inca (imperador) e dos seus sucessores imediatos, antes mesmo dos espanhóis chegarem aos Andes. A morte do inca e seus sucessores levou o Império à guerra civil, permitindo aos espanhóis conquistá-lo em seguida.

Na Inglaterra do século XVIII a varíola era responsável por cerca de 10% dos falecimentos, e mais de um terço deste eram em crianças. Na vila de Foula, localizada em Shetland,uma ilha no Norte da Escócia, em 1700, pelo menos mais de 90% da população foi dizimada.

Edward Jenner em 1796 reparou que as mulheres que retiravam o leite das vacas não contraíam a varíola e acabou descobrindo que a sua imunidade devia-se à infecção não perigosa com cowpox (denominado vaccinia o vírus da varíola bovina (vacca nome latim para a vaca)), propagando a prática de usar a *cowpox* para a inoculação prévia do vírus *vaccinia*, descobrindo a vacina. Esse método de imunização ainda se denomina hoje vacina devido ao vírus *vaccinia*.

Em 26 de outubro de 1977, registrou-se na Somália o último caso de varíola transmitida naturalmente. O vírus hoje é guardado em dois centros governamentais bem vigiados, os Centros de Controle e Prevenção de Doenças (CDC) de Atlanta, EUA e pelo Instituto Vector em Koltsovo, na Rússia. Em 2002, no encontro anual da OMS em Genebra, na Suíça, os representantes dos países-membros da organização aprovaram a recomendação de não destruir as amostras, por conta do risco de uma epidemia artificialmente gerada por extremistas.

Em 1979, a vacinação foi encerrada no Brasil. A imunidade produzida pela vacina dura cerca de 30 anos. Em 2022, a procura pela vacina no Brasil aumentou novamente durante o surto de varíola dos macacos em 2022. No entanto, a vacina não está disponível nem na rede pública nem na rede privada no Brasil.

> *A varíola dos macacos é transmitida pelo vírus monkeypox, orthopoxvirus. É considerada uma zoonose viral com sintomas muito semelhantes aos observados em pacientes com varíola, embora seja clinicamente menos grave. O período de incubação da varíola dos macacos é geralmente de seis a 13 dias, mas pode variar de cinco a 21 dias, segundo a Organização Mundial da Saúde (OMS).*

Contágio

A doença era transmitida diretamente entre pessoas ou através do contato com objetos contaminados.

Sintomas

Os sintomas iniciais mais comuns de varíola eram febres e vómitos. Aos sintomas iniciais seguia-se a formação de úlceras na boca e erupções cutâneas na pele. Após vários dias, as erupções cutâneas evoluíam para bolhas características, repletas de líquido e com uma depressão ao centro. As bolhas ganhavam crostas e desprendiam-se, deixando cicatrizes na pele.

O vírus começa sua ação nos pulmões e, a partir daí o vírus invade a corrente sanguínea e se espalha para a pele, intestinos, pulmões, rins e cérebro. A atividade do vírus nas células da pele cria uma erupção que começa como máculas (lesões planas, vermelhas). Depois disso, vesículas (bolhas levantadas) se formam. Então, pústulas (espinhas cheias de pus) aparecem cerca de 12 a 17 dias após a pessoa ser infectada. Sobreviventes da varíola frequentemente têm a pele gravemente deformada das pústulas. Quando a varíola é hemorrágica tem uma taxa de mortalidade muito maior do que a varíola clássica e leva à morte mais rapidamente. Pessoas infectadas geralmente morrem antes de as pústulas se formarem.

Diagnóstico

É feito por meio de exames laboratoriais, que incluem: Análise em microscopia óptica do fluído das pústulas; painel de coagulação do sangue; contagem de plaquetas e contagem de leucócitos.

Tratamento

Não há tratamento específico para a varíola. Geralmente é feito a manutenção do balanço hidroeletrolítico e cuidados de enfermagem. A antibioticoterapia é indicada para o tratamento de infecções bacterianas secundárias, que são frequentes.

Profilaxia

A prevenção era feita com a vacina contra a varíola. Nos casos em que a doença já tinha sido contraída, podiam ser usados alguns antivirais.

ZIKA

Doença viral provocada pelo vírus zika (Flaviviridae – Flavivírus) que é transmitido pelo *Aedes aegypti* e identificado pela primeira vez no Brasil em abril de 2015. O vírus zika recebeu a mesma denominação do local de origem de sua identificação em 1947, após detecção em macacos sentinelas para monitoramento da febre amarela, na floresta Zika, em Uganda.

Contágio

A transmissão do vírus é pela picada do mosquito *Aedes aegypti.*

Sintomas

Cerca de 80% das pessoas infectadas pelo vírus zika não desenvolvem manifestações clínicas. Os principais sintomas são dor de cabeça, febre baixa, dores leves nas articulações, manchas vermelhas na pele, coceira e vermelhidão nos olhos. Outros sintomas menos frequentes são inchaço no corpo, dor de garganta, tosse e vômitos. No geral, a evolução da doença é benigna e os sintomas desaparecem espontaneamente após 3 a 7 dias. No entanto, a dor nas articulações pode persistir por aproximadamente um mês. Formas graves e atípicas são raras, mas quando ocorrem podem, excepcionalmente, evoluir para óbito.

Existe confirmação de que o aumento de casos de microcefalia no Brasil é causado pelo vírus Zika. O Ministério da Saúde confirmou no dia 28 de novembro de 2015 a relação entre o vírus Zika e o surto de microcefalia na região Nordeste. As investigações sobre o tema devem continuar para esclarecer questões como a transmissão desse agente, a sua atuação no organismo humano, a infecção do feto e período de maior vulnerabilidade para a gestante. Em análise inicial, o risco está associado aos primeiros três meses de gravidez.

> *A microcefalia não é um sintoma novo. Trata-se de uma malformação congênita, em que o cérebro não se desenvolve de maneira adequada. Neste caso, os bebês nascem com perímetro cefálico (PC) menor que o normal, que habitualmente é superior a 33 cm.*

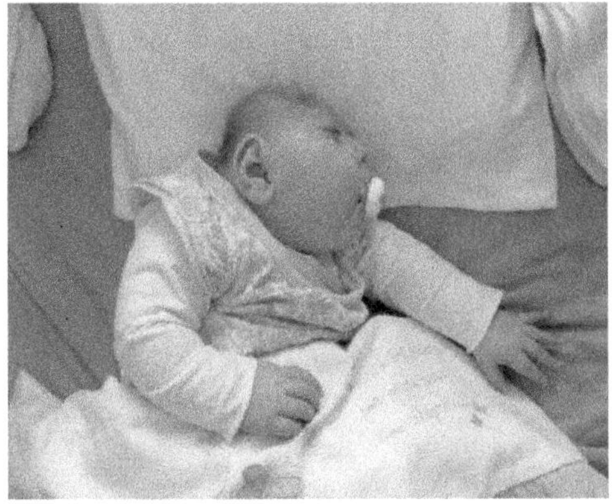

Bebê com microcefalia
https://www.soy502.com/sites/default/files/styles/full_node/public/2017/Nov/25/microcefalia.jpg

Diagnóstico

É clínico e feito por um médico. O resultado é confirmado por meio de exames laboratoriais de sorologia e biologia molecular. Todos os exames estão disponíveis no Sistema Único de Saúde (SUS). Testes disponíveis: PCR, Anticorpos, PRNT; RNA viral, pode frequentemente ser identificado nos 7 primeiros dias de doença pela técnica de PCR; anticorpos IgM, podem ser detectados a partir do 4º dia de doença, persistem por 2 a 12 semanas. Um resultado com IgM negativo pode sugerir que não ocorreu infecção, mas não pode, definitivamente, descartar infecção pelo vírus Zika e PRNT (Teste por neutralização de redução de placas), alta sensibilidade, difícil execução.

Tratamento

Não existe tratamento específico para a infecção pelo vírus Zika e nem existe vacina contra o vírus. O tratamento recomendado para os casos sintomáticos é baseado no uso de analgésicos para o controle da febre e da dor.

Profilaxia

Ainda não existe vacina ou medicamentos contra zika. Portanto, a única forma de prevenção é evitar o mosquito, mantendo o domicílio sempre limpo, eliminando os possíveis criadouros. Roupas que minimizem a exposição da pele durante o dia, quando os mosquitos são mais ativos, proporcionam alguma proteção às picadas e podem ser adotadas principalmente durante surtos. Repelentes e inseticidas também podem ser usados, seguindo as instruções do rótulo. Mosquiteiros proporcionam boa proteção para aqueles que dormem durante o dia.

DIFERENÇAS ENTRE DENGUE, ZIKA E CHIKUNGUNYA

Embora em muitos casos não sejam possíveis diferenciar essas viroses, podemos citar que a Dengue e Chikungunya têm sintomas e sinais parecidos, enquanto a Dengue se destaca pelas dores no corpo, a Chikungunya se destaca por dores e inchaço nas articulações. A Zika se destaca por uma febre mais baixa (ou ausência de febre), muitas manchas na pele a coceira no corpo.

BACTÉRIAS

A origem das bactérias se confunde com a origem da vida na Terra. Desta forma, as primeiras bactérias surgiram provavelmente por volta de 3,5 bilhões de anos e eram simples com uma única camada lipídica, heterotróficas e anaeróbicas. Segundo Lynn Margulis no seu livro "*Origin of Eukaryotic Cells*, Yale University Press, 1970", ele propôs a teoria da endossimbiose, segundo a qual a mitocôndria teria surgido por endossimbiose (a mitocôndria seria um organismo separado que teria entrado em simbiose com as células eucarióticas.

As bactérias são os seres mais antigos da Terra e estão presentes em quase todos os lugares, no ar, na água, no solo e até na poeira e por isso são consideradas os seres vivos mais abundantes e biodiversificados do planeta.

Quando falamos em bactérias, geralmente pensamos nas doenças que podem trazer ao nosso organismo, mas esses microrganismos são essenciais, uma vez que graças à quantidade de bactérias presentes em nosso intestino, por competição, outras bactérias patogênicas não encontram um meio adequado para se instalar. Graças a elas também conseguimos absorver determinados nutrientes por elas produzidos durante a fermentação dos alimentos que ingerimos. Também apresentam papel importante na manutenção da vida e do equilíbrio dos ecossistemas, atuando como decompositores fixadores de nitrogênio e desnitrificantes.

> *Lembro quando fiz um experimento com alguns alunos e, durante uma aula, simulei beber um concentrado de bactérias, gerando pânico entre os alunos. Entretanto, previamente, tinha colocado no frasco uma bebida com lactobacilos que podemos comprar em qualquer supermercados ou padarias e que apresentam no rótulo "lactobacilos vivos".*

Podemos destacar outros papéis úteis das bactérias ao homem na produção de alimentos, fabricação de queijos e bebidas, na indústria química e na produção de determinados remédios. Desta forma, antes de condenarmos esses microrganismos pelas inúmeras enfermidades, devemos saber que somente uma pequena parte das bactérias é causadora de doenças.

Mesmo tão conhecidas e faladas atualmente, esses seres foram descobertos recentemente devido à incapacidade de observá-los sem a utilização de microscópios. Essa descoberta ocorreu por acaso, quando um negociante holandês, Leewenhoek, ainda no século 16, estava observando resíduos de alimentos retirados de seus próprios dentes. Este comparou as minúsculas estruturas encontradas a outras, presentes em diversos materiais, como água parada e sujeira. Leewenhoek descreveu essas estruturas, em formato de bastonetes, como animáculos (pequenos animais).

Somente no século 19, o estudo das bactérias se desenvolveu, graças aos trabalhos realizados pelo médico alemão Koch, que descobriu que o causador de uma doença que acometia o gado (antraz ou carbúnculo) era na verdade uma bactéria. A fama de vilã não parou por aí. O pesquisador francês Pasteur contribuiu grandemente para estudo destes microrganismos e de tanto estudar as bactérias patogênicas passou a temê-las, chegando ao ponto de não mais pegar na mão das pessoas e a desenvolver uma mania incontrolável de limpeza, tudo para evitá-las."

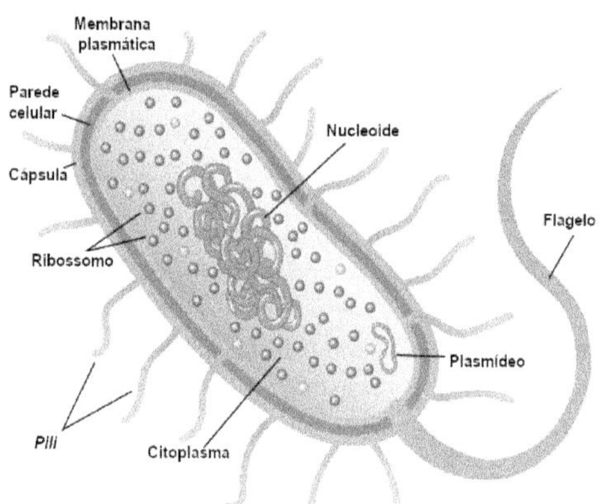

Esquema básico das principais estruturas que podem existir nas bactérias

Características gerais das bactérias

As bactérias são microorganismos simples, unicelulares e procariontes (sua célula não possui carioteca, a membrana do núcleo e suas organelas não são membranosas). Na grande maioria das bactérias, além da membrana plasmática encontrada em todas as células, é possível observar externamente uma parede celular constituída, principalmente, por peptideoglicano e acima desta pode existir uma cápsula geralmente composta de polissacarídeos. Essa parede celular apresenta como principal função manter a forma das células bacterianas e garantir proteção. Algumas espécies podem apresentar estruturas com funções específicas como flagelos para se movimentarem, ou fímbrias (pili) para se aderir ao substrato.

As bactérias podem ser classificadas como Gram positivas ou Gram negativas, dependendo da capacidade de se colorirem após aplicação de um processo químico denominado coloração de Gram.

Gram-positivas adquirem coloração azul quando essa coloração é aplicada a elas. (Outras bactérias se coram de vermelho. Elas são chamadas de Gram-negativas).

> *As bactérias Gram-positivas são visualizadas com a coloração azul devido ao fato de não serem descoradas pelo álcool, uma vez que possuem parede celular mais espessa e os seus poros contraem-se quando expostos ao lugol. As bactérias Gram-negativas são visualizadas com a coloração rosa/roxo devido ao fato de serem descoradas pelo álcool e coradas pela safranina ou fucsina. Essa técnica é útil para adequar o tratamento de alguns tipos de infecção.*

Além do método de Gram, as bactérias podem ser classificadas como uma de três formas básicas: esferas (cocos), bastonetes (bacilos) e espirais ou hélices (espiroquetas).

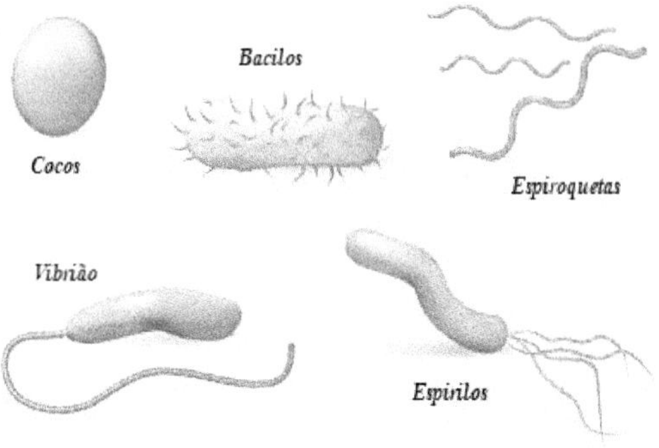

Principais formas de bactérias

> *No nosso organismo pode existir maior quantidade de bactérias do que de células. Provavelmente, temos 10 vezes mais bactérias em nosso corpo do que células humanas.*

No nosso intestino existem muitas bactérias que são essenciais para importantes funções do organismo, como produzir ácidos graxos de cadeia curta que são então usados como fonte de energia pela mucosa intestinal; realizar funções metabólicas, produzindo nutrientes, vitaminas, metabolizando alguns medicamentos no lúmen intestinal, liberando assim suas porções ativas, podem produzir neurotransmissores e neuromoduladores, que podem alterar outras funções intestinais, gerando alívio ou desconforto, dependendo da sua estabilidade; promover efeitos imunológicos e produzir bacteriocinas para prevenir a colonização por organismos capazes de produzir doenças, enquanto outras bactérias produzem proteases capazes de desnaturar toxinas bacterianas. No entanto, a microbiota só pode desempenhar seu papel de maneira benéfica se houver um equilíbrio de bactérias boas para o intestino.

Se as bactérias estão em desequilíbrio, ou estão onde não deveriam estar, podem promover uma resposta inflamatória inadequada para o intestino, desenvolvendo doenças intestinais.

As bactérias, por sua enorme distribuição e pelo tempo de vivência em nosso planeta, se diversificou muito e, apresentam diversas formas de nutrição, advindas da evolução de suas espécies. Dessa maneira, elas podem ser classificadas como:

Autótrofas - Produzem seu próprio alimento. Neste caso, existem bactérias que possuem a capacidade fotossintetizante (na qual a fonte de energia é a luz) e quimiossintetizante (na qual a fonte de energia provém das reações de oxirredução).

Heterótrofas – Precisam se alimentar de nutrientes de outros seres vivos, podendo ser: saprófagas (as que se alimentam de organismos mortos) ou parasitas (as que se alimentam de organismos vivos). Uma vez absorvido o alimento, a bactéria pode realizar os processos de respiração aeróbico, anaeróbico ou a fermentação para a produção de energia a partir dos nutrientes consumidos.

A classificação mais atual, proposta por Woese em 1977, divide os seres vivos em três domínios, de acordo com a sua linhagem evolutiva e estrutura celular:

Domínio Archaea - Composto por procariontes primitivos, como as Archaea ou arqueobactérias propostas por Whittaker;

Domínio Bacteria - Composto por indivíduos procariontes, como as bactérias e cianobactérias;

Domínio Eukaryota - Composto por todos os indivíduos eucariontes como animais, plantas, fungos e protozoários.

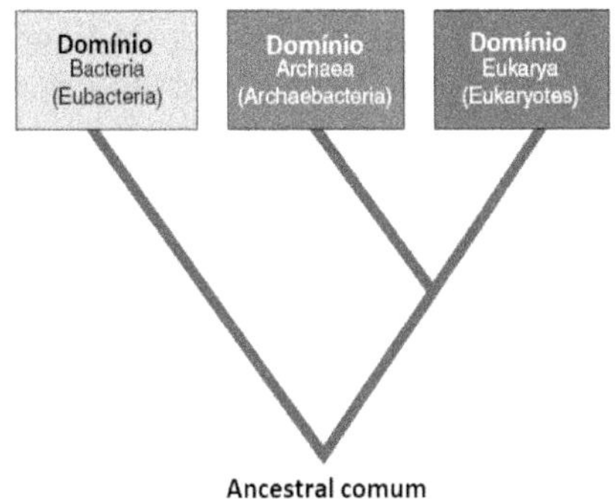

Origem dos seres vivos considerando os domínios

Resistência aos antibióticos

É comum observarmos a afirmativa que as bactérias podem apresentar resistência a determinados antibióticos e isso está diretamente relacionado aos mecanismos evolutivos que garantem a sobrevivência de muitos seres vivos em relação às mudanças do ambiente em que vivem. Isso só acontece porque existe na população de bactérias e de todos os seres vivos a variabilidade genética que surge através de mutações e recombinações gênicas, sendo a matéria prima sobre a qual a seleção natural atua. A fonte primária de toda a variabilidade genética é a mutação que corresponde a qualquer alteração no material genético de um organismo, promovendo o aparecimento de novos alelos, o que pode alterar a expressão de um determinado fenótipo e pode favorecer ou prejudicar a adaptação de uma espécie. A recombinação gênica refere-se à mistura de genes provenientes de diferentes indivíduos que ocorre durante a reprodução sexuada.

É a seleção natural que garante os genótipos mais adaptados a uma determinada condição ecológica e elimina os que não trazem vantagem. A seleção natural tende a diminuir a variabilidade genética, pois apenas alguns genótipos serão selecionados. Além disso, também contribui para a permanência de uma determinada característica na população.

Nas bactérias, a recombinação gênica ocorre por três tipos de mecanismos: a transformação, a transdução e a conjugação.

Transformação

Ocorre pela aquisição de fragmentos de DNA presentes no ambiente, originados de outras bactérias mortas. Esses fragmentos podem ser incorporados ao DNA da bactéria passando a fazer parte do material genético da bactéria sendo duplicado e passado durante a reprodução binária.

> *Um exemplo do processo de transformação foi utilizado em bactérias Escherichia coli, para produção de insulina. Para isso, pedaços de DNA humano, com a sequência que determinava a produção de insulina, foram introduzidos em bactérias que passaram a sintetizar esse hormônio.*

Transdução

Ocorre quando um bacteriófago (desoxivírus) carrega partes de uma bactéria que foi sua hospedeira, transportando para nova bactéria. Para que isso aconteça há necessidade de que, no momento em que novos bacteriófagos são formados dentro da bactéria, pedaços do DNA bacteriano sejam incorporados ao material genético viral.

Conjugação

É o tipo de recombinação genética mais conhecido. Neste evento, existe a formação de uma ponte (pili) que conectará duas bactérias, onde uma doa plasmídeo (pedaço de DNA) para a outra. A bactéria que doa seu material genético não sofre modificação, mas a receptora sai desta conjugação modificada.

Os antibióticos são medicamentos usados para tratar infecções bacterianas. A resistência ao medicamento é potencializada pelo mau uso ou administração excessiva de antibióticos. Utilizado de maneira errada, o antibiótico pode provocar a seleção natural eliminando as variedades menos sensíveis à droga e permitindo a reprodução das formas mais resistentes, podendo gerar uma população de bactérias altamente resistentes aos antibióticos. Dai o surgimento das superbactérias que são cepas de bactérias que passaram por um processo de seleção natural produzindo uma população resistente aos antibióticos conhecidos.

Os antibióticos atacam as bactérias infecciosas presentes no nosso corpo, destruindo a parede celular bacteriana. Eles têm ação direta nesses organismos, alterando a sua estrutura ou a capacidade de se dividirem. Eles também agem na inibição do cromossomo das bactérias, impedindo que elas se dupliquem e reproduzam. Para isso, eles podem imitar as substâncias que são usadas pela célula bacteriana para se ligar às enzimas, inibindo a ação delas. Alguns antibióticos modificam, ainda, a permeabilidade da membrana plasmática das bactérias ou atuam impossibilitando a síntese proteica bacteriana, impedindo a ação desse agente no nosso organismo.

PRINCIPAIS DOENÇAS PROVOCADA POR BACTÉRIAS

Antraz (carbúnculo)

É uma doença infectocontagiosa de origem animal, conhecida vulgarmente por peste da Mangueira ou mal de ano. Ataca principalmente animais ruminantes herbívoros que pastam em áreas com solo contaminado. O nome da doença faz referência à mancha negra formada na pele, em caso de contaminações cutâneas. Essa infecção cutânea não é especialmente perigosa, mas a bactéria pode formar esporos capazes de sobreviver quando são triturados, desidratados, enterrados ou borrifados e tornam-se ativos quando inalados ou digeridos.

O antraz e os seres humanos são velhos conhecidos. A bactéria, que provoca feridas negras como o carvão (daí o nome "anthracis", que significa carvão em grego), é uma das doenças de animais mais antigas já registradas. Sua estréia na história começa na Bíblia, onde a doença aparece como a sexta praga do Egito.

O *Bacillus anthracis* foi descoberto por Louis Pasteur em 1879 e em 1881, Pasteur e seu auxiliar Charles Chamberland criaram e experimentaram uma vacina publicamente contra o carbúnculo. Pasteur vacinou 25 ovelhas e deixou outras 25 não vacinadas, e depois injectou todas com *B. anthracis*. Todas as ovelhas vacinadas sobreviveram, e todas as não vacinadas morreram, constituindo um dos primeiros sucessos da vacinação.

O antraz tem uma longa história de morte e sofrimento. Durante a Primeira Guerra Mundial, por exemplo, ele foi usado como arma biológica, causando doenças e mortes em massa. Nos últimos séculos, o antraz tem sido uma preocupação constante, com surtos esporádicos em diferentes partes do mundo. Agora, com o degelo na Sibéria, essa doença perigosa pode estar voltando à tona, porque a medida que o permafrost derrete, os esporos da bactéria do antraz são liberados no ambiente e a combinação de temperaturas mais quentes e esporos viáveis cria um ambiente propício para o antraz prosperar e se espalhar.

Além de naturalmente ser extremamente perigoso, passou a ser uma arma biológica terrorista. Um mês após os ataques de 11 de setembro nos Estados Unidos, uma nova forma de ação terrorista foi deflagrada: ao menos cinco cartas contaminadas com esporos do bacilo antraz, que possuía o aspecto de pó branco dentro dos envelopes, foram enviadas da cidade de Treton, Nova Jersey, para alvos específicos. Entre esses alvos, estavam políticos, emissoras de TV e redações de jornais. Até 21 de outubro do mesmo ano, ao menos nove pessoas haviam morrido em decorrência da contaminação por antraz.

Contágio

Ocorre pelo manuseio de produtos como lã, couro, ossos e pelos vindos de animais infectados. Também pode ser contraída por ingestão de alimentos contaminados, inalação de esporos, picada de insetos que se alimentam de sangue e que tenham picado animais contaminados. Não é transmitida de forma direta de uma pessoa para outra.

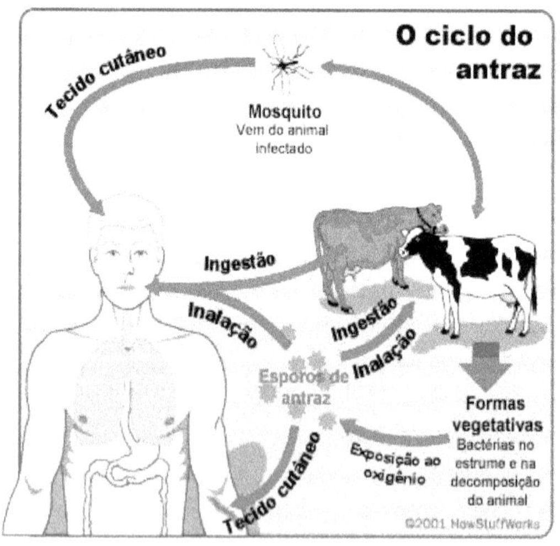

Ciclo de vida do *Bacillus anthracis*

Sintomas

Podem variar de acordo com a forma de contaminação. Cutânea quando em contato com a pele, o antraz forma uma lesão que evolui do estado de uma pequena irritação, como se fosse uma picada de mosquito, para bolhas purulentas que evoluem para uma cicatriz negra profunda. É a forma mais frequente, mas também a mais fácil de tratar. Inalatória se assemelha a um resfriado comum, mas logo apresenta problemas graves de respiração. A segunda fase se manifesta de maneira repentina com aumento da febre, dificuldade para respirar e parada cardíaca. Intestinal caracterizada por uma inflamação intestinal aguda. Os sintomas são náuseas, vômito sanguinolento, perda de apetite. Seguem febre, dores abdominais e forte diarreia. É fatal em 50% dos casos.

Diagnóstico

Os pacientes devem fazer culturas e coloração de Gram de locais identificados clinicamente, como lesões cutâneas ou mucosas, sangue, derrame pleural, líquido cefalorraquidiano, ou fezes.

Tratamento

A infecção pelo antraz é tratada com uso de antibióticos que devem ser utilizados de acordo com a orientação do infectologista e/ou clínico geral. Além disso, podem ser recomendados medicamentos para neutralizar a ação da toxina produzida e liberada pela bactéria, evitando assim o desenvolvimento da doença e aliviando os sintomas. A vacina para o antraz não está disponível para toda a população, apenas para as pessoas que possuem maior chance de exposição à bactéria, como é o caso dos militares e cientistas, por exemplo.

Profilaxia

Não tocar, agitar, limpar ou recolher material que possa conter a bactéria; evitar olhar muito de perto, cheirar, provar, espirrar ou tossir próximo a materiais contaminados; desligar aparelhos de climatização, condicionadores, exaustores e ventiladores de ar em ambientes que possam estar infectados; fechar janelas e portas, sair do local contaminado, mantendo-o isolado e não permitir a entrada de ninguém; demarcar a área para desinfecção.

Blenorragia (gonorreia)

É uma infecção sexualmente transmissível causada pela bactéria *Neisseria gonorrhoeae* que infecta o revestimento da uretra, do colo do útero, do reto ou da garganta ou das membranas que cobrem a parte frontal do olho (conjuntiva e córnea). O termo gonorreia se origina do Grego *gonos*, que significa "geração, semente" mais *rheon*, que quer dizer "fluir, escorrer". Já o termo blenorragia, é uma junção de bleno (que exprime a noção de muco ou corrimento) e ragia (saída, ensopada, escorre).

Essa infecção é uma das mais antigas doenças humanas conhecidas. Foi citada pelo médico grego Galeno em 150 d.c. e os primeiros registros são encontrados no séulo XII, quando o parlamento inglês promulgou uma lei para assegurar o controle da infecção. No século XIII, na França, durante o reinado de Luís IX, também surgiu uma lei de controle. Somente em 1879 Neisser descobriu a bactéria causadora da doença.

Contágio

A principal forma de transmissão da gonorreia é por meio de relação sexual com pessoa infectada, seja essa relação oral, vaginal ou anal, sem o uso de preservativo. Mesmo sem apresentar sintomas, as mulheres contaminadas podem transmitir a bactéria causadora da doença.

Sintomas

Pacientes do sexo feminino, em alguns casos, costumam não apresentar sintomas da gonorreia, quando aparecem se caracterizam como dor na região inferior do abdômen, corrimento amarelado fora do período menstrual, dor e ardência ao urinar, dor pélvica e também dor e sangramento durante a relação sexual. Já pacientes do sexo masculino costumam demonstrar dor ao urinar, com eliminação de pus e corrimento saindo do pênis, inflamação na ponta do pênis (orifício da uretra) e também dor ou inchaço nos testículos. Em pacientes recém-nascidos, a gonorreia pode causar a conjuntivite neonatal, capaz de levar à cegueira. No caso da gonorreia na boca e na garganta, os sintomas incluem sensação de queimação e dores locais. A gonorreia anal apresenta sintomas como coceira, secreção purulenta, dor ao evacuar e sangramento via retal.

Diagnóstico

Detecção de gonococos por meio de exame microscópico utilizando ensaios de ácidos nucleicos, coloração de Gram ou cultura de líquidos genitais, sangue, ou líquidos de articulações (obtidos por aspiração com agulha).

Tratamento

A gonorreia é tratada com antibióticos, que costumam ser administrados oralmente ou via injeção. Depois do término do tratamento, recomenda-se realizar novamente o exame para garantir que a infecção tenha se resolvido.

Profilaxia

A principal recomendação para prevenção da gonorreia é usar preservativo nas relações sexuais e tratar as pessoas doentes. Outra forma de prevenção da gonorreia é realizar sempre o autoexame, observando os próprios órgãos genitais e checando se a cor, aparência, cheiro e a pele estão saudáveis.

Botulismo

É uma doença bacteriana grave, não contagiosa, causada pela ação de uma potente toxina produzida pela bactéria *Clostridium botulinum*, encontrada no solo, nas fezes humanas ou de animais e nos alimentos. A doença pode levar à morte por paralisia da musculatura respiratória.

> *A toxina é uma neurotoxina que funciona como uma enzima metaloprotease, destruindo as proteínas envolvidas a exocitose (eliminação da célula do neurotransmissor acetilcolina na placa nervosa motora. A sua ação resulta da paralisia dos músculos, e, se for extensa, pode provocar a paralisia do diafragma, impedindo a respiração normal e levar à morte por asfixia.*

Essa toxina (botulínica) pode ser utilizada em pequenas doses como tratamento cosmético temporário denominado Botox, mostrando sua intensa capacidade paralítica naqueles que desejadam esconder as suas rugas e outras imperfeições faciais. Também tem uso em clínico como relaxante muscular.

Esta doença teve a primeira investigação em 1820 com uma série de casos sobre centenas de pacientes com envenenamento por salsicha em uma cidade do sul da Alemanha. Em 1897 a bactéria foi identificada na Bélgica quando Emile Pierre Van Ermengen descreveu um surto em membros de um clube de músicos que adoeceram e três morreram após a ingestão de presunto contaminado. O microrganismo recebeu o nome de *Bacillus botulinus* em homenagem a palavra latina para salsicha, *botulus*. Nesta ocasião, identificou-se a toxina botulínica tipo A. Em 1904, foi identificada a toxina tipo B. Em 1943, foi descrito o botulismo por ferimento e, em 1976, o botulismo infantil, atualmente conhecido como botulismo intestinal. A partir da década de 80, foram relatados casos de botulismo associados ao uso de drogas inalatórias e injetáveis.

No Brasil, a notificação de surtos e casos isolados passou a ser feita de forma sistemática a partir de 1999. Na maioria deles, a toxina identificada foi a do tipo A e os alimentos mais envolvidos foram conservas caseiras.

Contágio

Pode ser ocasionado pela ingestão de alimentos e líquidos contaminados ou mesmo pelo contato com superfícies contaminadas por essa bactéria e suas toxinas. Geralmente está ligado aos alimentos em conserva em latas porque esse é um ambiente propício para a proliferação dessa bactéria, especialmente quando o alimento em conserva foi preparado sem levar em consideração o processo adequado de esterilização.

Sintomas

Os principais sintomas são: queda da pálpebra; sensibilidade à luz; visão embaçada ou mesmo dupla; boca seca; dificuldade para urinar e para eliminar fezes; dificuldade para engolir, falar e se locomover. Sem tratamento e nos quadros mais graves, o paciente que contrai botulismo pode desenvolver uma paralisia nos músculos respiratórios que pode levá-lo ao óbito caso não seja imediatamente tratado.

Diagnóstico

Análise de amostras clínicas e de amostras bromatológicas (sobras de alimentos nos casos de botulismo alimentar). Os exames laboratoriais podem ser realizados por várias técnicas, sendo a mais comum a detecção da toxina botulínica por meio de bioensaio em camundongos. Em casos de Botulismo por ferimentos e Botulismo intestinal, realiza-se também o isolamento de *C. botulinum* por meio de cultura das amostras. Esses exames são feitos em laboratório de referência nacional e a seleção de amostras de interesse, oportunas para o diagnóstico laboratorial, varia de acordo com a forma do Botulismo. Em geral, deve-se coletar soro e fezes de todos os casos suspeitos no início da doença.

Tratamento

Deve ser feito precocemente em unidade hospitalar que disponha de terapia intensiva (UTI). Basicamente, o tratamento da doença apoia-se em dois conjuntos de ações: Tratamento de suporte, onde medidas gerais e monitorização cardiorrespiratória são as condutas mais importantes no tratamento e tratamento específico, que visa eliminar a toxina circulante e sua fonte de produção, que é a bactéria. Utiliza-se soro antibotulínico (SAB) e antibióticos.

Profilaxia

As principais formas de prevenção ao botulismo estão relacionadas ao consumo de alimentos: Não conservar os alimentos a altas temperaturas; evitar consumir alimentos enlatados, principalmente aqueles que estão em latas estufadas danificadas ou com alteração no cheiro e no aspecto; higienizar bem os alimentos antes de consumi-los e ferver por pelo menos 5 minutos os alimentos em conserva ou enlatados antes de serem consumidos.

Cárie dentária

É uma das doenças mais comuns no mundo, provocada por bactérias cujo agente principal é o *Streptococcus mutans* que produz um ácido capaz de desmineralizar o esmalte dentário. Existem também o *Lactobacillus* sp. e a *Actinomyces* sp. que juntos ao *Streptococcus mutans* danificam as estruturas dentárias.

A bactéria transforma em ácido o açúcar e os carboidratos dos alimentos que ingerimos. Os ácidos desmineralizam o esmalte que cobre a coroa do dente (a parte do dente que é visível). Os danos são muito pequenos a princípio, mas com o tempo eles acabam aumentando e se a desmineralização continuar, as bactérias vão aumentando sua população e produzindo ácido, que pode vir a alcançar a camada mais interna do dente, onde se encontram a polpa dentária mole e as fibras nervosas.

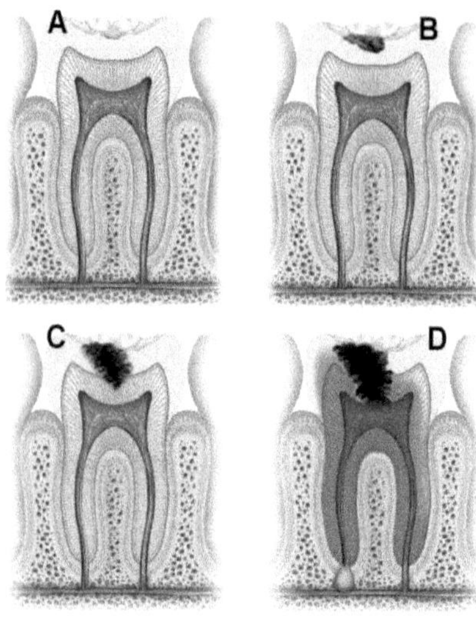

Esquema da ação da cárie dentária

A- Dente normal.

B- Ação das bactérias no esmalte do dente.

C- Danos na dentina.

D- Danos chegando a polpa e nervos.

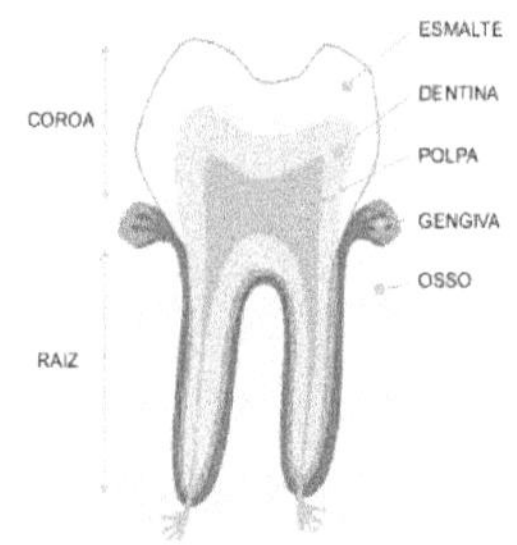

Se conhece a cárie dentária pelo menos há 5 séculos, como evidenciam os registros esqueléticos de todos os povos, em todas as raças e em todas as épocas. Nossos ancestrais dificilmente apresentam cáries durante a maior parte de sua vida e só apareciam no final da vida como sinal de envelhecimento. O que sabemos dos dentes de nossos ancestrais mais antigos vem do exame de crânios de humanos que viveram antes do desenvolvimento da agricultura. Examinando mais de mil crânios dessa época, foi constatada pelo menos uma cárie em só 2% dos indivíduos. Eram coletores e caçadores, comiam raízes, frutos, sementes duras e um pouco de carne. O estado dental começou a piorar há 13 mil anos, no Neolítico, quando surgiu a agricultura. A partir desse período, amostra de crânios mostraram que 9% deles possuíam uma cárie. Nessa época o consumo de grãos moídos, ricos em carboidratos, começou a fazer parte da dieta humana. Muito depois, tanto no Egito (há 3,3 mil anos) quanto nos crânios de aborígenes australianos (há uns 70 anos), a quantidade de cáries era próxima a 2%, mas esses povos não haviam adotado completamente a dieta rica em grãos típica das civilizações que adotaram a agricultura.

Menos de 10% dos europeus apresentavam dentes cariados, até Alexandre, o Grande, trazer o açúcar, no século IV a.C. A partir de então, as cáries se disseminaram pela Grécia, por Roma e pela Idade Média, mas o pico de incidência aconteceu entre 1800 e 1850, quando os ingleses começaram a importar açúcar em quantidades maiores.

Contágio

A cárie não é contagiosa. Essas bactérias fazem parte do nosso corpo, portanto, todos nós as possuímos, o que significa que não existe problema algum em uma pessoa "transmiti-la" a outra.

Sintomas

A cárie precoce pode não apresentar nenhum sintoma. Depois, quando a desmineralização degrada o esmalte, os dentes podem ficar sensíveis a bebidas e alimentos doces, quentes ou frios.

Diagnóstico

Deve ser feito por especialista visualmente ou através de raio x.

Tratamento

Envolve a remoção das estruturas afetadas dos dentes e sua restauração com uma variedade de materiais.

Profilaxia

Um jeito de prevenir as cáries é reduzindo a quantidade de placa e bactérias na sua boca. A melhor maneira de fazer isso é escovando os dentes e passando fio dental diariamente. Você também pode usar um enxágue antibacteriano para reduzir o nível das bactérias que causam as cavidades. Outros enxágues neutralizam o ácido na sua boca com o objetivo de deixar o ambiente menos propício para o crescimento dessas bactérias. Outro jeito de reduzir o risco de lesões de cárie é por meio do uso do flúor, que fortalece os dentes.

Clamídia

É uma Infecção Sexualmente Transmissível (IST) provocada pela bactéria coco Gram-negativo *Chlamydia trachomatis (*Busacca 1935) Rake 1957, que na maioria das vezes causa infecção nos órgãos genitais, mas pode afetar também a garganta e os olhos. O termo "clamídia" tem origem no grego antigo "χλαμύδα", que se traduz por "manto". Foram descritos 18 sorotipos distintos, sendo que apenas dois são responsáveis por infecções do trato genital, os sorotipos D e K1.

Segundo a OMS, a doença responde por 25% das causas de infertilidade, sendo 15% nas mulheres e 10% nos homens. No Brasil, cerca de 10% das jovens na faixa de 15 anos a 24 anos, atendidas pelo Sistema Único de Saúde (SUS), são identificadas com a doença, de acordo com estudo elaborado em 2011 pela Secretaria de Estado da Saúde de São Paulo.

Contágio

Pode ser transmitida através do sexo vaginal, anal e oral. Até através dos olhos quando se coloca a mão infectada. A clamídia pode ser transmitida de uma mulher infectada com clamídia para seu bebê durante o parto. Dentro do organismo humano a clamídia sofre endocitose pela célula do hospedeiro e dentro da dela converte-se da forma inativa para forma metabolicamente ativa. Esse processo dificulta que a bactéria seja eliminada pelo sistema de defesa do indivíduo infectado.

Sintomas

A infecção atinge especialmente a uretra e órgãos genitais, mas pode atacar a região anal, a faringe e ser responsável por doenças pulmonares. A clamídia é uma das causas da infertilidade masculina e feminina. Nos homens, a bactéria pode causar inflamações nos epidídimos (epididimite) e nos testículos (orquite), capazes de promover obstruções que impedem a passagem dos espermatozoides. Nas mulheres, o risco é a bactéria atravessar o colo uterino, atingir as tubas uterinas provocar a doença inflamatória pélvica (DIP). Esse processo infeccioso pode ser responsável pela obstrução das tubas e impedir o encontro do gameta feminino com o espermatozoide, ou então dar origem à gravidez tubária (ectópica), se o ovo fecundado não conseguir alcançar o útero. A mulher infectada pela bactéria durante a gestação está mais sujeita a partos prematuros e a abortos. Nos casos de transmissão vertical na hora do parto, o recém-nascido corre o risco de desenvolver um tipo de conjuntivite (oftalmia neonatal) e pneumonia.

Diagnóstico

Geralmente é feito por três tipos de exames laboratoriais: cultura de material biológico, exame de sangue e por PCR (reação em cadeia da polimerase).

Tratamento

É feito com o uso de antibióticos prescritos por um médico. O medicamento controla a infecção, porém não funciona em casos de danos permanentes causados pela doença. Os parceiros sexuais devem ser informados para realizarem o tratamento. Também é importante evitar as relações sexuais durante este período para evitar a reinfecção. Após três meses do início do tratamento, é indicado que o paciente realize novos exames, pois é comum a recorrência da infecção. É essencial seguir as recomendações médicas, já que a recorrência é um fator de risco para complicações da clamídia. Casos em que existe a formação de aderências como consequência, é possível a remoção cirúrgica por meio da histeroscopia ou laparoscopia.

Profilaxia

Não existe vacina contra a clamídia. A única forma de prevenir a transmissão da bactéria é o sexo seguro com o uso de preservativos. Como já citado, durante o tratamento é recomendável suspender as relações sexuais nesse período.

Cólera

A cólera é uma doença que afeta o intestino delgado e é causada pela bactéria *Vibrio cholerae*, que entra no organismo de um indivíduo por meio do consumo de água e de alimentos que foram previamente contaminados pelo bacilo. É uma doença que possui íntima relação com a higiene e ao saneamento básico sendo que em regiões onde há uma falta de infraestrutura básica, como redes de esgoto, é comum ter vários casos de cólera assolando a população local. Essa doença é uma condição relativamente grave, que pode levar o paciente a morte. A palavra "Cólera" é proveniente do termo grego *choléra*, através do termo latino *cholera* que significa: ira, irritação, raiva, rancor, sanha, ódio, furor e ímpeto.

O vibrião colérico foi descrito pela primeira vez em 1854 pelo médico italiano Filipo Pacini. O trabalho de Pacini, apesar de muito bem feito e com descrições muito boas do patógeno, foi praticamente ignorado pelos patologistas europeus e só algum tempo depois, quando o alemão Robert Koch fez o anúncio da descoberta do "*comma bacillus*" em 1883. Motivo pelo qual o vibrião ficou durante muito tempo conhecido como o "*bacilo de Koch*".

A cólera é originaria da Índia, onde ela é uma doença endêmica, principalmente na região de Bengala. Existem notícias desde 500 a.C., escritas em sânscrito e em grego, relatando doenças parecidas com a cólera. Gaspar Correa, que participou da viagem de Vasco da Gama à

Índia, anotou a ocorrência de uma fulminante doença na região do Malabar, com sintomas de uma forte dor de barriga que matava as pessoas em oito horas. Entretanto, quem mais fez para que a cólera se espalhasse pelo mundo foi o exército inglês. Pode-se dizer que a cólera foi a primeira grande "pandemia" imperialista. Viajando em modernos vapores, os soldados ingleses, os "*red coats*", espalharam a doença a partir da Índia para quase todos os portos em que fizeram escala no Oceano Índico, até que chegaram às ruas sujas e fétidas da Londres. De Londres, a cólera pegou o trem e espalhou-se rapidamente por todo o Reino Unido. De lá, o vibrião colérico atingiu toda a Europa e, pouco mais tarde, as Américas.

Como podemos observar, é uma doença que existe em todos os países em que medidas de saúde pública não são eficazes para a eliminar. Na Europa, devido aos altos níveis de saúde pública, foi já eliminada no início do século XX, com exceção de pequeno número de casos. Em Portugal o último surto de carácter epidemiológico teve lugar em 1974, onde foram registados mais de 1.600 casos com aproximadamente 40 mortos. O número de casos fatais foi relativamente baixo graças a uma intensiva campanha de prevenção e tratamento.

No nordeste brasileiro, houve uma epidemia entre 1991 e 2000 com mais de 150 mil casos e mais de 1700 mortes. Felizmente, com seu controle e eliminação em 2000, apenas casos isolados contraídos de outros países foram registrados nos últimos 10 anos.

A região da América do Norte é, hoje, a mais afetada por epidemias de cólera, juntamente com a Índia. Neste último país, as grandes concentrações pouco higiênicas de multidões durante os rituais religiosos hindus no rio Ganges são, todos os anos, ocasião para nova epidemia do vibrião. Também existe de forma endêmica na África e outras regiões tropicais da Ásia.

Em 2010, houve uma epidemia de cólera no Haiti com mais de 3000 mortos, tendo a doença se espalhado para países vizinhos como Estados Unidos e República Dominicana.

Segundom a OMS, em 2 de fevereiro de 1993, foi anunciado que o Brasil era o terceiro país do mundo com mais casos de cólera, só era superado pelo Peru e Equador. Até janeiro de 1993, o Ministério da Saúde havia registrado 32.000 casos da doença, a região nordeste foi a mais vitimada pelo problema.

Contágio

A bactéria é eliminada nas fezes e vômitos de pessoas infectadas, sintomáticas ou não, pode contaminar outra pessoa, geralmente, por ingestão de água ou alimentos contaminados com as bactérias.

Sintomas

A cólera pode ser facilmente confundida com outras doenças intestinais. No entanto, certos casos de maior gravidade necessitam de tratamento médico para evitar que eles evoluam e causem complicações ao paciente. Entre os principais sintomas de cólera, podemos destacar: diarreia volumosa; fezes líquidas e acinzentadas; náuseas e vômitos; febre leve; dores e cólicas abdominais; desidratação; letargia; pele seca e sede excessiva; baixa da pressão arterial e cãibras musculares.

Diagnóstico

É realizado a partir do cultivo de amostras de fezes ou vômito. Quando o *Vibrio cholerae* é isolado, a bactéria deve ser enviada ao laboratório de referência nacional para realização de análises mais específicas (caracterização bioquímica, sorológica e molecular).

Tratamento

O tratamento eficiente da cólera se fundamenta na rápida reidratação dos pacientes, por meio da administração oral de líquidos e solução de sais de reidratação oral ou fluidos endovenosos, dependendo da gravidade do caso. Os pacientes que apresentarem desidratação grave devem ser tratados por meio da administração de fluidos endovenosos, podendo ser administrados, adicionalmente, antibióticos apropriados para diminuir a duração da diarreia, reduzir o volume de fluidos de reidratação necessário e encurtar a duração da excreção da bactéria.

Profilaxia

Lavar alimentos, tratar a água antes do consumo, lavar as mãos antes das refeições, tratar as pessoas doentes e saneamento básico.

Coqueluche

É uma infecção respiratória, transmissível causada pela bactéria *Bordetella pertussis* e está presente em todo o mundo. Sua principal característica são crises incontroláveis de tosse seca seguida pelo guincho inspiratório, que é som produzido pelo estreitamento da glote. A palavra coqueluche foi importada do francês coqueluche (sem nenhuma adaptação de grafia) que surgiu primeiro como sinônimo de capuz, no início do século 15, e só algumas décadas mais tarde (oficialmente em 1453) ganhou seu primeiro registro como nome da doença. Como hipóteses da origem da palavra, era de que as vítimas da doença tinham o hábito de usar capuz, para evitar contágio ou de que a febre as deixava quentes como se usassem capuz.

Foi descrita pela primeira vez em 1578 na Antártica, mas a *B. pertussis* só foi isolada em 1907 pelo belga Jules Bordet e pelo francês Octave Gengou. A vacina foi desenvolvida em 1926 pelo italiano Jhones Mascolvesk. O genoma da bactéria foi sequenciado em 2002.

Essa bactéria existe em todo o mundo e só infecta seres humanos. Estima-se que ocorram cerca de 30 a 50 milhões de casos por ano que resultam em 300 mil mortes. Em termos gerais, os pacientes são crianças com menos de um ano de idade, sendo 90% dos casos ocorrendo em locais que não possuem boa campanha de vacinação.

Segundo dados da OMS, a incidência da doença triplicou na América Latina e América do Norte entre 2006 e 2008. Em 2012, os 1759 casos no Brasil provocaram 39 mortes, a maioria de bebês. Inglaterra e Espanha também tiveram surtos, com mais de 6 mil de casos em 2012. A Sociedade Brasileira de Imunizações e a Sociedade Brasileira de Pediatria recomendam a vacinação de reforço para adolescentes e adultos não vacinados para que não infectem bebês, as principais vítimas letais.

Contágio

Acontece principalmente pelo contato direto da pessoa doente com uma pessoa suscetível, não vacinada, através de gotículas de saliva expelidas por tosse, espirro ou ao falar. Também pode ser transmitida pelo contato com objetos contaminados com secreções do doente. A coqueluche é especialmente transmissível na fase catarral e em locais com aglomeração de pessoas.

Sintomas

A doença evolui em três fases sucessivas. A fase catarral inicia-se com manifestações respiratórias e sintomas leves, que podem ser confundidos com uma gripe: febre, coriza, mal-estar e tosse seca. Em seguida, há acessos de tosse seca contínua. Na fase aguda, os acessos de tosse são finalizados por inspiração forçada e prolongada, vômitos que provocam dificuldade de beber, comer e respirar. Na convalescença, os acessos de tosse desaparecem e dão lugar à tosse comum. Bebês menores de seis meses são os mais propensos a apresentar formas graves da doença, que podem causar desidratação, pneumonia, convulsões, lesão cerebral e levar à morte.

Diagnóstico

O médico deve examinar a criança no primeiro estágio (catarral) tem de saber diferenciar a coqueluche da bronquite, da gripe e de outras infecções virais e inclusive da tuberculose, uma vez que todas essas doenças produzem sintomas parecidos. O médico coleta amostras de muco do nariz e da garganta. A seguir, é realizada a cultura da amostra em laboratório. Quando a criança se encontra no estágio inicial da doença, a cultura do material consegue identificar as bactérias responsáveis pela coqueluche em 80 a 90% dos casos. Infelizmente, a cultura dessas bactérias nas fases mais avançadas da doença é difícil, embora a tosse esteja em sua pior fase. Os resultados podem ser obtidos mais rapidamente através do exame de amostras para detectar bactérias da coqueluche utilizando corantes de anticorpos especiais, mas esta técnica é menos confiável.

Tratamento

Para tratar o paciente com coqueluche deve-se buscar ajuda médica, ir a um pronto-socorro ou ambulatório. É importante que o infectado permaneça isolado enquanto estiver tratando da coqueluche, pois, respirar próximos de outras pessoas podem transmitir a bactéria o que pode ser agravado em lugares pequenos e pouco ventilados que favoreçam a transmissão. Para combater a bactéria na sua fase inicial é indicado o uso de antibióticos para reduzir os sintomas da bactéria como as tosses, bem como analgésicos e antitérmicos para alívio de dores e febres constantes.

Profilaxia

Vacinação e evitar contato com pessoas doentes. A vacina utilizada é a tríplice clássica (DPT) contra difteria, coqueluche (pertussis) e tétano que faz parte do Calendário Oficial de Vacinação do Ministério da Saúde e deve ser ministrada aos dois, quatro e seis meses de idade, com doses de reforço aos 15 meses e aos 5 anos. Felizmente, adultos e crianças já vacinados dificilmente voltam a contrair a doença, a não ser que sejam expostos ao contato íntimo com um portador de coqueluche ou nos surtos da doença. Nesses casos, a vacina contra difteria, coqueluche e tétano acelular (DPTa) oferece proteção por aproximadamente 10 anos e pode ser utilizada como forma de prevenir essas doenças.

Disenteria (Shigelose)

É uma doença endemica das regiões tropicais e sub-tropicais, onde as condições de higiene sejam precárias. Pode ser causada por vários agentes microbianos, sendo mais frequente a disenteria bacilar, causada por vários tipos de bactérias, como a *Escherichia colli enteroenvasiva* e membros do gênero *Shigella* (mais frequente a *Shigella dysenteriae*). Outro tipo de disenteria, menos frequente, é a amebiana, causada por um protozoário, a *Entamoeba histolytica*, que embora evoluindo mais lentamente que a de origem bacilar, provoca diarreias agudas muito graves, podendo ocorrer a formação de abcessos hepáticos. Aqui vamos nos ater à disenteria bacteriana causada pelo gênero *Shigella*.

A origem do nome vem do grego *dysentería* pelo latim *dysenteria*, cujo sentido literal é *enteron* (intestino) e *dys* (difícil). Encontramos a palavra δυσεντερία (plural. δυσεντερίας) com significado análogo desde o século V a.C. nas obras do médico grego Hipócrates.

Como mistura vários agentes patológicos são difícil estabelecer uma história precisa, mas podemos citar uma história curiosa que já ocorreu a mais de 800 anos e que envolve um dos mais criticados monarcas da Inglaterra, o rei João, que morreu de disenteria e pode ter mudado o curso da história.

A Shiguelose é uma endêmica em todo o mundo, e responsável por cerca de 120 milhões de casos de disenteria grave, com sangue e muco nas fezes. Quase sua totalidade ocorre em países em desenvolvimento, com saneamento inadequado, e envolvem crianças menores de cinco anos de idade. Na Brasil, de 8 a 10% das crianças com menos de um ano de idade e de 15 a 18% dos maiores de 2 anos sofreram com a doença em algum momento de suas vidas. As áreas do interior sem tratamento adequado de água são as mais afetadas.

Contágio

Geralmente a bactéria é ingerida através da água contaminada ou alimentos contaminados. Também foi demonstrado que essa bactéria pode ser transmitida por contato pessoal. Sua ocorrência se dá mais comumente em países em desenvolvimento, pois sua transmissão é eficazmente combatida pelas medidas básicas de higiene.

Sintomas

O período de incubação dessa bactéria varia de 12 a 48 horas. Depois de ingerida, a bactéria invade as células intestinais, destruindo-as e levando à perda de capacidade de absorção de água e à hemorragia dos vasos locais, com perda adicional de muco acentuada. O resultado dessa destruição é a diarreia sanguinolenta e com muco, denominada disenteria. Essa diarreia vem acompanhada de febre, dores intestinais e dor ao evacuar as fezes (tenesmo). Os principais riscos são a extensão da hemorragia e a peritonite, bem como a excessiva desidratação. Outras manifestações clínicas também podem acompanhar o quadro, como náuseas, vômitos, cefaleia, convulsões nas crianças e mialgia.

Diagnóstico

É feito a partir da cultura de amostras fecais com identificação microscópica e bioquímica.

Tratamento

Consiste na reidratação oral, na diminuição dos sintomas, para isso são utilizados antibióticos como penicilina, quinolonas e cefalosporinas.

Profilaxia

Saneamento básico; lavar as mãos com água e sabão após usar o banheiro e antes das refeições. Tratar a pessoa doente e as roupas do paciente infectado que devem ser lavadas com água quente para eliminar os agentes infecciosos.

Difteria (Crupe)

É uma doença transmissível e causada por bactéria Gram positiva *Corynebacterium diphtheriae,* que atinge as amígdalas, faringe, laringe, nariz e, ocasionalmente, outras partes do corpo, como pele e mucosas. A presença de placas na cor branco-acinzentada nas amígdalas e partes próximas é o principal sintoma da difteria.

Difteria vem do grego *diphthera*, literalmente "par de fitas em couro (cabedal)", uma alusão à pseudomembrana aderente vista no fundo da boca dos doentes, um nome escolhido pelo médico alemão Friedrich Loeffler em 1855. Já a palavra Crupe vem do Inglês “croup”, “emitir sons com rudeza, coaxar”.

Hipócrates (médico grego que viveu de cerca de 460 aC a 375 aC) descreveu um exemplo de um caso de difteria: "A mulher com anginas que vivia em Aristion. Sua enfermidade começou na língua; voz inarticulada, língua vermelha e com manchas. Primeiro dia, tiritou de frio; em seguida, sentiu calor. Terceiro dia: calafrios, febre aguda; inflamação avermelhada e dura em ambos os lados do pescoço e do peito; extremidades frias e lívidas; respiração agitada; devolução de bebidas pelo nariz; não podia engolir; evacuações e urina supressas. Quarto dia: todos os sintomas agravados. Quinto dia: morreu".

A difteria foi uma das doenças mais temidas e prevalentes, com epidemias mortíferas. Nos anos 1920, houve uma epidemia que causou entre 13000 a 15000 mortes por ano só nos Estados Unidos. Sem tratamento, cerca de 40 a 50% das vítimas morriam por insuficiência respiratória, cardíaca ou renal. O antídoto foi pela primeira vez desenvolvido pelo médico alemão Emil von Behring, cerca de 1890, pelo que ganhou o Prêmio Nobel da Medicina e Fisiologia. A vacina foi desenvolvida em 1894, pelo médico francês Émile Roux.

Os casos de difteria são de notificação obrigatória em quase todo o mundo. No Brasil, em 1990 foram registrados 640 casos. Já em 2007 ocorreram apenas 27 casos e 6 mortes, todos no Maranhão. É importante vacinar todo o país pois a difteria costuma ser trazida de outros locais todos os anos e é muito facilmente transmitida.

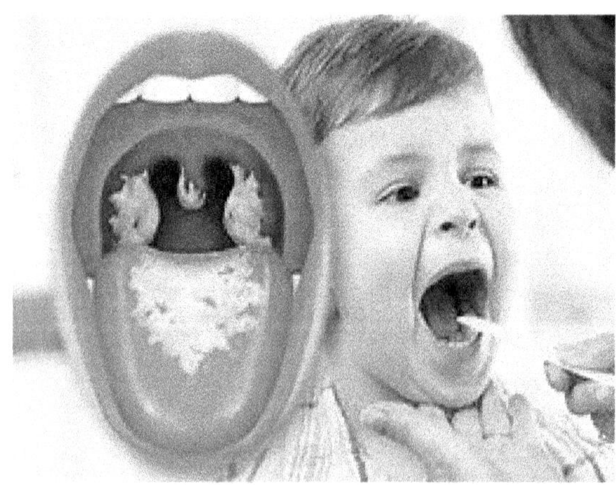

Esquema evidenciando a ação das bactérias durante a Crupe.
Fonte: https://www.bing.com/images/

Contágio

A transmissão da difteria ocorre pelo contato direto da pessoa doente ou portadores com pessoa suscetível, por meio de gotículas eliminadas por tosse, espirro ou ao falar. Em casos raros, pode ocorrer a contaminação por objetos capazes de absorver e transportar micro-organismos. O período de incubação da difteria é de 1 a 6 dias, podendo ser mais longo. Já o período de transmissibilidade da doença dura, em média, até 2 semanas após o início dos sintomas.

Sintomas

Os principais sintomas da difteria, que surgem geralmente após seis dias da infecção, são: Membrana grossa e acinzentada, cobrindo as amígdalas e podendo cobrir outras estruturas da garganta; dor de garganta discreta; gânglios inchados (linfonodos aumentados) no pescoço; dificuldade em respirar ou respiração rápida em casos graves; palidez; febre não muito elevada e mal-estar geral.

Diagnóstico

Geralmente é clínico, mas pode ser por meio de cultura de amostras biológicas, coletadas adequadamente, das lesões existentes (ulcerações, criptas das amígdalas), exsudatos de orofaringe e de nasofaringe, que são as localizações mais comuns, ou de outras lesões cutâneas, conjuntivas, genitália externa.

Tratamento

Administração do soro antidiftérico (SAD), que deve ser feita em unidade hospitalar, e cuja finalidade é inativar a toxina circulante o mais rápido possível, possibilitando a circulação de excesso de anticorpos em quantidade suficiente para neutralizar a toxina produzida pelos bacilos. O uso de antibiótico deve ser considerado como medida auxiliar da terapia específica, objetivando interromper a produção de exotoxina, pela destruição dos bacilos diftéricos e sua disseminação.

Profilaxia

A forma mais eficaz de se combater essa doença é a prevenção por meio da vacinação. A vacina que previne contra a difteria é a Pentavalente, que previne também contra o tétano, coqueluche, hepatite B e contra a bactéria haemophilus influenza tipo B.

Doença de Lyme

É uma infecção provocada por bactéria gênero *Borrelia* transmitida por carrapatos do gênero *Ixodes*. Ela provoca lesões na pele, no sistema nervoso central e periférico e no coração, além de dores nas articulações. No Brasil, não existem números oficiais da doença, que costuma ser pouco conhecida e, consequentemente, diagnosticada.

A doença de Lyme é a mais comum entre as doenças transmitidas por carrapatos no hemisfério norte. As infeções são mais comuns na primavera e no início do verão. A doença foi diagnosticada pela primeira vez em 1975, na cidade norte-americana de Old Lyme daí o nome. A bactéria implicada foi descrita pela primeira vez em 1981 por Willy Burgdorfer.

Contágio

Ocorre quando o carrapato contaminado pica uma pessoa sadia, não existindo contágio direto de pessoa para. Essa bactéria pode estar presente no sangue de diversos animais, como veados e ratos, por exemplo, e, quando o carrapato parasita esses animais, adquire a bactéria, podendo transmitir para outros animais e pessoas. É importante dizer que, para que a transmissão ocorra, o carrapato precisa ficar pelo várias horas fixado na pele da pessoa.

Sintomas

Os sintomas mais comuns são: lesão avermelhada e inchaço no local da picada; febre; calafrios; fadiga; dores no corpo; dores de cabeça. Posteriormente podem aparecer: Dores nas articulações; inchaço; problemas neurológicos como meningite e paralisia temporária de um lado do rosto; dormência no corpo; fraqueza nos membros; movimentos musculares dificultados; inflamação nos olhos; problemas cardíacos (como arritmia); hepatite e fadiga severa.

Diagnóstico

Geralmente é clínico na identificação dos sinais e sintomas típicos da enfermidade, que são muito parecidos com os da gripe e de outras viroses. Pode-se realizar exames de sangue como o teste sorológico Elisa, o WesternBlot para identificar a presença de anticorpos na circulação e do líquido articular, do líquido cefalorraquidiano e biopsia cutânea. É preciso cuidado com os exames que medem os níveis de anticorpos no sangue porque a informação pode não ser confiável (presença de falsos-negativos) se o teste for aplicado em pessoas infectadas antes de transcorrido o tempo necessário para desenvolver reação, se a pessoa ainda estiver sob efeito da medicação ou se a infecção for assintomática.

Tratamento

A principal forma de tratamento é a utilização de. No caso do agravamento dos sintomas ou ainda na presença de sintomas neurológicos, o médico pode recomendar a utilização de antibióticos intravenosos, aplicados em ambiente hospitalar. No entanto, algumas pessoas ainda podem experimentar os sintomas da doença mesmo depois de curadas.

Profilaxia

Não existe vacina, mas nos Estados Unidos chegou a ser comercializada entre 1998 e 2002. No entanto, foi retirada do mercado pelas poucas vendas, originalmente devido à falta de reembolso por parte das companhias de seguros e mais tarde devido a rumores de efeitos adversos. Atualmente estão em investigação novas vacinas, portanto, devemos evitar áreas em que o carrapato-estrela vive, que geralmente, são regiões de mata ou de pasto em que vivem animais como bois, vacas, cavalos e capivaras. Além disso, pode-se aplicar repelente (menos eficiente em aracnídeos) e usar calças compridas e com a boca fechada por elástico. Se algum carrapato for encontrado no corpo, é importante remover o animal com cuidado para não esmagá-lo – isso faz com que ele injete um volume maior de bactérias, caso esteja mesmo contaminado.

Febre maculosa

A febre maculosa é uma doença infecciosa, febril aguda e de gravidade variável. Ela pode variar desde as formas clínicas leves e atípicas até formas graves, com elevada taxa de letalidade. É uma doença causada por uma bactéria do gênero *Rickettsia*, transmitida pela picada do carrapato.

Rickettsia é um gênero de bactérias que que usam como vetores os carrapatos, pulgas e piolhos, e causam doenças tais como tifo epidêmico e a febre escaronodular ou botonosa em seres humanos. O vetor da febre maculosa é um carrapato do gênero *Amblyomma* conhecido como carrapato estrela.

As rickettsias, crescem apenas dentro de células vivas. O nome *Rickettsia* vem do patologista estaduidense Howard Taylor Ricketts (1871–1910), que morreu de tifo ao estudar esta doença.

A doença foi reconhecida inicialmente em 1896 no vale do rio Snake no estado americano de Idaho, e originalmente foi denominada "sarampo preto" ("black measles") por causa do exantema característico. Era uma doença assustadora e frequentemente fatal que afetava centenas de pessoas nesta área.

No Brasil, a bactéria *Rickettsia rickettsii,* que leva ao quadro de Febre Maculosa Brasileira (FMB), concentra-se nas regiões Sudeste e Norte do país, com maior incidência entre os meses de agosto a outubro. Já a *Rickettsia parkeri*, que tem sido registrada em ambientes de Mata Atlântica (Rio Grande do Sul, Santa Catarina, Bahia e Ceará), produzindo quadros clínicos menos graves.

O crescimento de *R. rickettsii* requer células hospedeiras vivas (como o saco vitelino de ovos embrionados ou cultura de células). As colorações de Gimenez ou laranja de acridina são necessárias para a visualização de rickettsia na microscopia, uma vez que não assumem a coloração de Gram de rotina.

Contágio

Ocorre quando o vetor, o carrapato-estrela contaminado pica uma pessoa sadia. Entretanto, não existe contágio direto de pessoa para. É importante dizer que, para que a transmissão ocorra, o carrapato precisa ficar pelo menos quatro horas fixado na pele da pessoa. Outros hospedeiros do carrapato podem ser animais silvestres como a capivara.

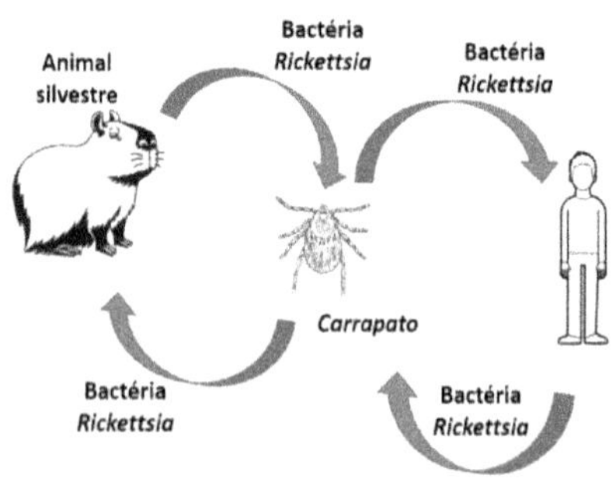

Esquema da transmissão da bactéria entre vertebrados.

Sintomas

A riquétsia se dissemina pelo organismo via vasos linfáticos e pequenos vasos sanguíneos, invadindo o endotélio vascular, onde se replica para atingir células da musculatura lisa. Com a penetração nas células do hospedeiro, ocorre uma resposta inflamatória de fase aguda, mediada pela produção de citocinas como TNF-alfa e IFN-gama resultando em aumento de permeabilidade vascular, hipovolemia e consequente hipoalbuminemia. A resposta imunomediada é do tipo Th1 e Th2 e parece ser importante no processo de contenção da doença. Com a extensa lesão endotelial, o indivíduo alcança um estado de pró coagulação, com ativação da cascata da coagulação, liberação de trombina, aumento de agregação plaquetária e aumento de fatores antifibrinolíticos. O quadro agrava-se com a trombose de pequenos vasos do coração, rins, pulmões e cérebro. Em todos os sítios de infecção, há um consumo excessivo de plaquetas, o que leva à trombocitopenia em cerca de 40% dos pacientes infectados. Portanto, pode ser considerada hemorrágica, quando a bactéria entra na circulação humana, provocando um quadro chamado vasculite, que é uma inflamação na camada interna dos vasos. Em sua fase inicial, pode apresenta sintomas muito parecidos com os de outras doenças, como a dengue, como: Febre alta, dores no corpo, dor de cabeça, falta de apetite, cansaço, diarreia e dor abdominal e náuseas com vômitos. Em casos mais graves pode-se observar manchas vermelhas nos pulsos e tornozelos e que podem aumentar de tamanho.

Diagnóstico

Exige a pesquisa sanguínea de anticorpos contra a bactéria e de exame de cultura de sangue para o isolamento da bactéria, no qual a amostra é posta em meios apropriados para o crescimento bacteriano. Diante dos sintomas e dos dados epidemiológicos, os médicos não esperam o resultado dos exames para instituir o tratamento com antibióticos, pelo risco de a infecção ser letal em sua forma mais grave.

Tratamento

Feito com antimicrobianos para combater a *Rickettsia*, como as tetraciclinas e o cloranfenicol. O medicamento escolhido precisa ser administrado pelo tempo prescrito pelo médico, que varia de 10 a 14 dias. Em caso de complicações, o indivíduo precisa também de cuidados específicos, em ambiente hospitalar, para tratar as manifestações e, sobretudo, restabelecer o funcionamento adequado dos órgãos afetados.

Profilaxia

Não existe vacina, portanto devemos evitar áreas em que o carrapato-estrela vive, que geralmente, são regiões de mata ou de pasto em que vivem animais como bois, vacas, cavalos e capivaras. Além disso, pode-se aplicar repelente (menos eficiente em aracnídeos) e usar calças compridas e com a boca fechada por elástico. Se algum carrapato for encontrado no corpo, é importante remover o animal com cuidado para não esmagá-lo porque isso faz com que ele injete um volume maior de bactérias, caso esteja mesmo contaminado.

Não podemos confundir febre maculosa com a doença de Lyme porque existem diferenças significativas, principalmente quanto ao parasita e o vetor. Além disso, o carrapato que transmite a doença de Lyme não é comum no Brasil e costuma ser encontrado em outras localidades, como Estados Unidos e Canadá.

Diferenças	Doença de Lyme	Febre maculosa
Agente etiológico	Bactéria do gênero *Borrelia*	Bactéria do gênero *Rickettsia*
Vetor	Carrapatos do gênero *Ixodes* 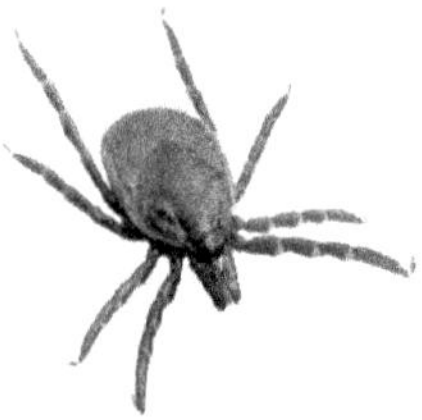	Carrapato estrela do gênero *Amblyomma* 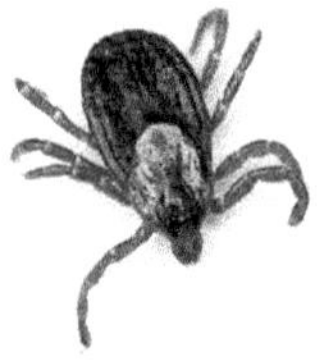

Febre tifoide

A febre tifoide, conhecido vulgarmente por "tifo", é uma doença relativamente grave e rara, que é causada pela bactéria *Salmonella typhi,* que é um bacilo gram-negativo, não esporulado e móvel. São aeróbios e pertencem à família Enterobacteriaceae. A *Salmonella typhi* não é propriamente uma espécie, mas sim a designação comum do sorotipo *Salmonella enterica typhi* (*S.enterica* subespécie *typhi*), que inclui várias outras subespécies que não causam esta doença. (O sorotipo *Salmonella enterica paratyphi* causa uma doença semelhante, a febre paratifoide).

É de extrema importância esclarecer que febre tifoide e tifo são duas doenças distintas, transmitidas por microrganismos diferentes. A primeira é transmitida pela *Salmonella typhi* e o tifo por bactérias do gênero *Rickettsia*. Estudaremos o tifo posteriormente.

A *Salmonella typhi* é também conhecida como bacilo de Elberth, assim chamado em homenagem a Karl Joseph Elberth que o descreveu pela primeira vez em 1880. Em 1907, Mary Mallon (a original "Maria Tifoide") foi a primeira portadora a ser identificada após uma epidemia, nos EUA.

> *O nome tem origem no grego antigo typhus (τύφος), que significa "turvo", de forma a descrever o estado mental das pessoas infetadas.*

A febre tifoide vitimou várias personagens históricas, incluindo o compositor Franz Schubert, o consorte da Rainha Vitória do Reino Unido, Alberto de Saxe-Coburgo-Gota, Wilbur Wright, um dos primeiros aviadores, Péricles (governante de Atenas), D. Pedro V de Portugal, a princesa do Brasil Leopoldina de Bragança e Bourbon, o renomado físico italiano Evangelista Torricelli, que criou o barômetro de Mercúrio (Hg) e descobriu a pressão atmosférica, Florence Nightingale, inventora da ciência de Enfermagem, José Alvalade, fundador do Sporting Clube de Portugal e Anne Frank. É bom lembrar que existem algumas contradições sobre causa morte desses perssonagens, mas estamos apenas citando o que existe comum sobre o asunto, sem querer gerar polêmicas.

Contágio

A febre tifoide é transmitida por meio da ingestão de água ou de alimentos que estejam contaminados com a bactéria. Os indivíduos também podem contrair a febre tifoide por meio do contato com água que contenha despejo de esgoto. É por conta dessas características que a febre tifoide está relacionada, muitas vezes, às más condições de higiene.

Sintomas

Quando a bactéria cai na corrente sanguínea de um indivíduo, ela precisa ser combatida de imediato. Caso isso não aconteça, a pessoa pode acabar desenvolvendo complicações sérias em órgãos como o fígado, o baço, a vesícula e até mesmo a medula óssea, podendo levar o ser humano ao óbito. Entre os sintomas de febre tifoide, podemos destacar: febre alta;

mal-estar; dor de cabeça; mudanças nos hábitos do intestino, como diarreia com sangue e intestino preso; prostração; perda do apetite; aumento do fígado e do baço; dores e inchaço no abdômen; náuseas e vômitos; tosse seca; coração que bate mais lento; manchas rosadas que surgem em locais como o abdômen e o fígado, e prostração.

Diagnóstico

Geralmente é feita através da análise dos sintomas do paciente e por meio de exames laboratoriais, como a hemocultura, coprocultura, mielocultura e urocultura.

Tratamento

Deve ser administrado imediatamente antibióticos. Quando a doença é diagnosticada de maneira precoce e o tratamento é iniciado rapidamente, as chances da doença se manifestar de maneira leve são maiores, e os riscos de complicações sérias são reduzidos. Casos leves são geralmente tratados em casa, enquanto casos mais graves necessitam de internação para a administração de injeções de antibióticos.

Profilaxia

Não existe vacina disponível. O saneamento básico, o preparo adequado dos alimentos e a higiene pessoal são as principais medidas de prevenção.

Hanseníase (lepra)

A hanseníase é uma doença crônica, causada pela bactéria *Mycobacterium leprae*, que pode afetar qualquer pessoa. Caracteriza-se por alteração, diminuição ou perda da sensibilidade térmica, dolorosa, tátil e força muscular, principalmente em mãos, braços, pés, pernas e olhos e pode gerar incapacidades permanentes. Embora seja uma doença basicamente cutânea, pode afetar os nervos periféricos, os olhos e, eventualmente, alguns outros órgãos. O período de incubação pode durar de 6 meses a 6 anos.

O nome da doença tem origem no termo grego λέπρᾱ (*léprā*), derivado de λεπῐ́ς (*lepís*; "escama"). O termo "hanseníase" é dado em homenagem ao médico norueguês Gerhard Armauer Hansen, que descobriu a causa da doença em 1873. Isolar os portadores da doença em leprosarias, outrora comum em todo o mundo, ainda ocorre na Índia, China e África. No entanto, a maior parte das leprosarias foi encerrada, dado que a doença não é significativamente contagiosa. Durante grande parte da História, os leprosos foram vítimas de estigma social, o que ainda continua a ser uma barreira para a procura de tratamento. Devido a este estigma, muitas pessoas consideram o termo "leproso" ofensivo. A condição está classificada como doença tropical negligenciada.

Existem relatos de casos de lepra desde o ano 3000 a.C. e, como na maioria das doenças, não se sabe onde esta doença surgiu. Em 2017, Köhler e colaboradores registaram cinco possíveis casos paleontológicos de lepra (4 dos quais são apenas casos suspeitos, não se podendo excluir outras infeções) em Abony-Turjányos dűlő (Hungria). Estes indivíduos datam da Idade do Cobre tardia (3780–3650 a.C.), constituindo o caso paleopatológico de lepra mais antigo da Europa de que há registo até à data.

Outras evidências paleopatológicas da lepra contam-se entre os exemplos da Necrópole de Casalechio di Reno (Bolonha, Itália), dos Hospitais St. James e Sta. Maria Madalena em Chichester e Sta. Maria Madalena em Winchester no Reino Unido, e St. Jørgen's em Naestved e St. Jørgen's em Odense na Dinamarca. A lepra foi uma doença que ocorreu em toda a Europa durante o período medieval até ao seu declínio a partir do século XVI. Ainda que a razão para este declínio não esteja totalmente clara e seja um tema controverso, é bastante provável que múltiplos fatores tenham contribuído para esta diminuição de casos.

A ausência de tratamento eficaz e o medo de contágio conduziram à ostracização dos doentes, tanto pela sociedade, como pela própria família, pelo que, no século IV, terão surgido, na Capadócia, as leprosarias, destinadas ao isolamento dos doentes. Estas começaram a difundir-se por toda a Europa a partir do século X.

Exemplos importantes de contaminação por lepra podem ser encontrados nos textos bíblicos: A irmã de Moisés, Miriam, adquiriu lepra por haver questionado a autoridade de Moisés no deserto e criticado sua conduta por ele ter casado com uma estrangeira, passando sete dias leprosa e depois foi curada (Nm 12:10). O comandante do exército da Síria, Naamã, foi curado de lepra por intermédio do profeta Eliseu, que o instruiu a mergulhar sete vezes no rio Jordão para alcançar a cura. O rei Uzias teve lepra e por causa disso passou o resto de seus dias vivendo numa casa separada. Moíses teve lepra de Moisés como um sinal de Deus para que ele mostrasse aos anciãos de Israel de modo que eles crescem em seu chamado para lidera-los. Simão aparentemente foi curado por Jesus, entre outros exemplos.

Contágio

A transmissão ocorre quando uma pessoa com hanseníase, na forma infectante da doença, sem tratamento, elimina o bacilo para o meio exterior, infectando outras pessoas suscetíveis. A forma de eliminação do bacilo pelo doente são as vias aéreas superiores (por meio do espirro ou tosse), e não pelos objetos utilizados pelo paciente. Também é necessário um contato próximo e prolongado.

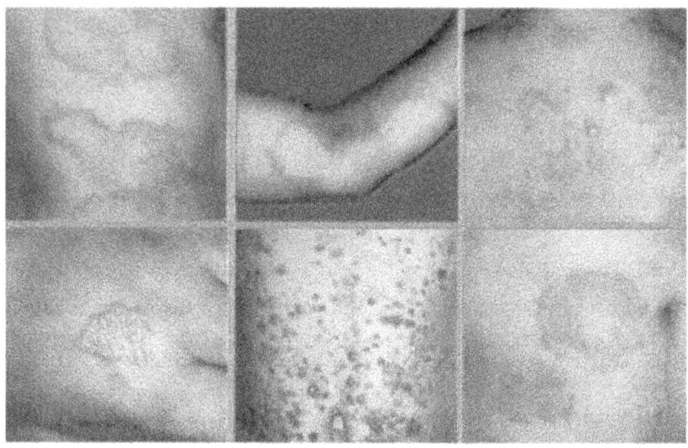

Hanseníase: lesões avermelhadas na pele

Sintomas

Manchas na pele de cor parda, esbranquiçadas ou avermelhadas, às vezes pouco visíveis e com limites imprecisos; alteração da temperatura no local afetado pelas manchas; comprometimento dos nervos periféricos; dormência em algumas regiões do corpo causada pelo comprometimento da enervação. A perda da sensibilidade local pode levar a feridas e à perda dos dedos ou de outras partes do organismo; aparecimento de caroços ou inchaço nas partes mais frias do corpo, como orelhas, mãos e cotovelos; alteração da musculatura esquelética, principalmente a das mãos; infiltrações e edemas na face.

Diagnóstico

Por meio do exame físico geral dermatológico e neurológico para identificar lesões ou áreas de pele com alteração de sensibilidade e/ou comprometimento de nervos periféricos, com alterações sensitivas e/ou motoras e/ou autonômicas.

Tratamento

A hanseníase tem cura. As primeiras drogas efetivas surgiram na década de 1940. Desde então, o tratamento tem ficado cada vez mais eficaz. O tratamento da hanseníase visa eliminar o bacilo, prevenir a progressão da doença e suas complicações, como deformidades e incapacidades. A Organização Mundial da Saúde recomenda a poliquimioterapia (PQT), que utiliza uma combinação de antibióticos como o padrão de tratamento.

Profilaxia

A hanseníase não pode ser totalmente prevenida. Para suas formas mais disseminadas, é aplicada a vacina BCG (contra a tuberculose), que é dada aos contatos mais próximos do paciente de forma a evitar que se infectem. Na suspeita da doença, é preciso procurar atendimento em uma unidade de saúde o mais rápido possível. O diagnóstico precoce, o tratamento oportuno e a investigação de contatos são fundamentais, pois evitam a evolução da enfermidade para as incapacidades e deformidades físicas que dela podem surgir, além da contaminação de mais pessoas.

Leptospirose

A leptospirose é uma doença infecciosa febril aguda que ataca vários animais e que resulta da exposição direta ou indireta a urina de animais (principalmente ratos) infectados pela bactéria *Leptospira*; sua penetração ocorre através da pele com lesões, pele íntegra imersa por longos períodos em água contaminada ou através de mucosas.

A doença foi descrita pela primeira vez pelo médico Adolf Weil, em 1886, na Alemanha. Os animais que estão infectados podem não ter sintomas, sintomas leves ou graves, que podem variar para o tipo de animal. Em alguns animais a *Leptospira* vive no trato reprodutivo, levando a transmissão durante o acasalamento.

Contágio

A transmissão ocorre, geralmente, através do contato com a água ou resíduos de enchentes contaminadas com urina de animais portadores, sobretudo os ratos. A penetração da bactéria no corpo ocorre através da pele e é facilitada pela presença de algum ferimento ou arranhão. Também pode ser transmitida por ingestão de água ou alimentos contaminados.

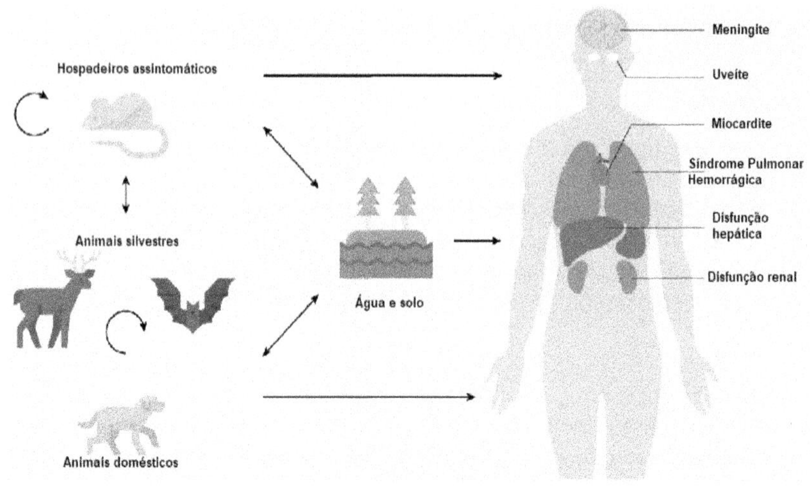

Ciclo de vida do *Leptospira*

Sintomas

Semelhante às viroses como a gripe, febre amarela, dengue e hepatites. Os principais são: febre, dor de cabeça, dores pelo corpo, principalmente nas panturrilhas (batata-da-perna). Em 10% dos casos, pode ocorrer a forma grave da doença, com o aparecimento de icterícia (coloração amarelada da pele e das mucosas) por insuficiência hepática, manifestações hemorrágicas (equimoses, sangramentos em nariz, gengivas e pulmões) e comprometimento dos rins. A evolução para o coma e a morte pode ocorrer em cerca de 10% das formas graves. Os primeiros sintomas aparecem de dois a 30 dias depois do contato com a contaminação. Na maior parte dos casos, aparece sete a 14 dias após o contato.

Diagnóstico

É feito a partir da coleta de sangue no qual será verificado se há presença de anticorpos para leptospirose (exame indireto) ou a presença da bactéria (exame direto). O método laboratorial de escolha depende da fase evolutiva em que se encontra o paciente.

Tratamento

Hidratação, analgésicos e antitérmicos, exceto os que contenham ácido acetilsalicílico e outros anti-inflamatórios, uma vez que essa substância favorece as hemorragias. Quando o diagnóstico é feito até o quarto dia da infecção, usam-se também antibióticos, que, apenas nessa fase, ajudam a prevenir o desenvolvimento da forma mais grave da doença. Os infectados podem receber o tratamento em casa, desde que não haja sinais de icterícia nem de meningite. Nestas situações, há necessidade de internação para tratamento intensivo e monitorização da função dos rins, com a adoção de medidas específicas em caso de perda da capacidade renal, como a diálise peritoneal, um procedimento para a eliminação das toxinas do sangue quando o mecanismo natural de filtração fica comprometido.

Profilaxia

Evitar o contato com água ou resíduos que possam estar contaminados pela urina de rato. Pessoas que trabalham em áreas de vulnerabilidade (limpeza de enchentes, entulhos e desentupimento de esgoto) devem usar botas e luvas de borracha. Medidas ligadas ao meio ambiente, tais como o controle de roedores, obras de saneamento básico (abastecimento de água, lixo e esgoto) e melhorias nas habitações humanas também ajudam na prevenção.

Meningite meningocócica

A meningite bacteriana geralmente é provocada pela *Neisseria meningitidis* (bactérias coccus Gram-negativa, imóveis e aeróbias que se agrupam aos pares, formando diplococos) e é uma inflamação das meninges (membranas que envolvem o sistema nervoso central). É uma síndrome grave que pode levar à morte, por esse motivo, se surgirem sintomas de meningite, deve-se procurar atendimento médico o mais rápido possível.

Contágio

A transmissão da meningite meningocócica acontece de pessoa para pessoa por meio de gotículas e de secreções expelidas pelo nariz e pela boca, ou seja, ao falar, tossir ou espirrar. As pessoas mais contaminadas normalmente são adolescentes e jovens adultos.

Sintomas

Os principais sintomas são: febre, dor de cabeça, enrijecimento da nuca (dificuldade de encostar o queixo no peito), náusea, fotofobia, convulsão e tremores. Em bebês, há inchaço da moleira, lentificação e vômitos. Nos casos graves, provoca confusão mental e pode exigir amputações. Também podem surgir pequenas manchas puntiformes, vermelhas ou violáceas, pelo corpo, chamadas de petéquias.

Diagnóstico

A suspeita inicial é levantada pelo histórico e estado clínico da pessoa. A partir disso, o médico vai pedir a coleta de amostras de sangue e do liquor (líquido presente na medula espinhal), para confirmar se há a doença e qual o tipo.

Tratamento

Por ter evolução rápida, a meningite meningocócica é imprevisível. Isso porque a proliferação das bactérias acontece rapidamente e, quando atinge o sangue, o corpo gera uma inflamação muito forte e tem uma queda brusca de pressão, entrando em choque. Quanto mais cedo o tratamento com antibióticos no hospital for realizado, maior será a chance de cura. Porém, de 11% a 19% dos sobreviventes ficam com sequelas, que podem incluir perda de audição, amputação de membros, alterações neurológicas e cicatrizes na pele.

Profilaxia

Vacinação e isolamento da pessoa doente. Com a imunização de rotina com vacina contra influenza tipo b, praticamente houve erradicação da meningite por esse agente. A introdução das vacinas PCV7 e PCV10 reduziu a incidência de meningite por penumococo em menores de 5 anos e entre não vacinados pelo efeito rebanho. Para a imunização de meningococo, existem as vacinas C, A-C e A, C, W135, Y.

Pneumonia bacteriana

É uma doença respiratória aguda que provoca inflamação nos pulmões, principalmente nos brônquios. Esse processo inflamatório é causado por bactérias (*Streptococcus pneumoniae*, conhecida como pneumococo), *Mycoplasma pneumoniae* e *Haemophilus influenzae*), que quando entram em contato com os alvéolos, iniciam uma infecção que prejudicam as trocas gasosas. A pneumonia hospitalar tende a ser mais grave, uma vez que os microrganismos presentes nesse local são resistentes aos antibióticos convencionais.

A pneumonia é uma doença comum que afeta milhões de pessoas por ano e ocorre em todas as partes do mundo. É uma das principais causas de morte entre todas as faixas etárias, sendo a faixa etária de maior incidência da doença é até os 5 anos, enquanto que a de menor incidência é entre os 15 e os 25 anos. Ocorre cerca de cinco vezes mais frequentemente em países em desenvolvimento em relação aos países desenvolvidos, devido às condições de nutrição e higiene.

Contágio

Geralmente ocorre quando as bactérias presentes no ar, em pequenas gotículas, secreções como o muco, saliva e no sangue, entram no organísmos de uma pesoa sadia, chegando ao pulmão pela inalação ou através de transfusões. As estações frias também facilitam o aparecimento ou piora de outras doenças que podem evoluir para pneumonia, como gripes e resfriados.

> *As bactérias que causam pneumonia podem infectar qualquer pessoa de qualquer sexo e idade, mas são mais comuns em crianças, idosos e imunodeprimidos. Outros fatores que aumentam o risco são alcoolismo, tabagismo, pacientes em período pós-operatório, outras doenças respiratórias, outras infecções bacterianas, infecção por HIV, desnutrição e imunidade baixa*

Sintomas

Principais sintomas: Febre alta, podendo chegar a 40°C; tosse; dor no peito; alterações da pressão sanguínea; confusão mental; mal-estar generalizado; falta de ar; secreção de muco purulento (catarro) de cor amarelada ou esverdeada; toxemia (danos provocados pelas toxinas carregadas pelo sangue) e fraqueza.

Diagnóstico

Deve ser feito o exame clínico, auscultação dos pulmões e radiografias de tórax são recursos essenciais para o diagnóstico das pneumonias.

Tratamento

Requer o uso de antibióticos e a melhora costuma ocorrer em três ou quatro dias.

Profilaxia

As principais formas de prevenir a doença são recomendações simples: lavar as mãos, não fumar, reduzir bebidas alcoólicas, evitar aglomerações e se vacinar. Além da vacina da gripe há, ainda, a vacina anti-pneumocócica para prevenir as pneumonias causadas pela bactéria 'pneumococo'.

> *A vacina Pneumo 23 ou pneumocócica 23 protege contra doenças graves causadas pela bactéria pneumococo, como pneumonias, meningites e outras. É indicada para crianças a partir dos 2 anos de idade e adultos. Ela faz parte da Campanha Nacional de Multivacinação e é oferecida de forma gratuita pelo Sistema Único de Saúde (SUS).*

Sífilis

É uma Infecção Sexualmente Transmissível (IST) curável e exclusiva do ser humano, causada pela bactéria *Treponema pallidum*. Pode apresentar várias manifestações clínicas e diferentes estágios (sífilis primária, secundária, latente e terciária). Nos estágios primário e secundário da infecção, a possibilidade de transmissão é maior. A sífilis pode ser transmitida por relação sexual sem camisinha com uma pessoa infectada ou para a criança durante a gestação ou parto.

Popularizou-se na Europa no final do século XV e disseminando-se rapidamente por todo o continente, transformando-se em uma das principais pragas durante os séculos XVIII e XIX. No início do século XX, a introdução dos antibióticos no mundo desenvolvido fez com que o número de infeções diminuísse drasticamente até às décadas de 1980 e 1990. No entanto, desde o início do século XXI que o número de casos tem vindo a aumentar na Europa, na América do Norte e na Austrália, principalmente entre homens homossexuais.

Por volta de 1495, o rei francês Carlos VIII invadiu Nápoles reivindicando direito àquele reino. Mas as tropas se contaminaram com uma doença desconhecida. Ninguém jamais havia visto nada parecido. Os médicos da época não encontraram nenhuma referência nos livros. O nível de preocupação foi similar ao momento em que, séculos depois, o HIV foi descoberto.

Acredita-se que os Reis Francisco I e Henrique III, da França, assim como o imperador Carlos V padeceram da mesma enfermidade. Nem os monges escaparam da sífilis. A hierarquia não importava. Cardeais, bispos e até os papas Alexandre VI e Júlio II sofreram com a doença.

A forte influência religiosa da época logo interpretou como um castigo de Deus pelos pecados cometidos pela população, recomendando se arrepender e rezar por proteção divina. Mas havia outras hipóteses. Astrólogos da época afirmavam que tinha relação com dois eclipses do Sol e a confluência de Saturno e Marte.

Acreditava-se que o mercúrio era um remédio para a sífilis. Era comum usar o medicamento para tratar de problemas de pele, onde devia-se inalar gás de mercúrio quente, mas a cura era pior que a doença. Em 1517, surgiu um novo remédio, o guáiaco, um arbusto encontrado no Haiti, onde pedaços de tronco eram fervidos em água, e o líquido, bebido duas vezes ao dia. O tratamento completo incluía passar 30 dias em uma sala extremamente quente para suar e expelir a doença.

Com a medicina moderna, Fritz Richard Schaudinn identificou, em 1905, a bactéria que causa a doença e, somente em 1943, com a descoberta da penicilina, que se encontrou a cura.

A sífilis atingiu diversas figuras históricas, sendo retratada diversas vezes na arte, na literatura e nos documentos historiográficos. Entre as vítimas da doença estavam os escritores Molière, Goethe, Baudelaire Dostoievski e Oscar Wilde; filósofos, como Nietzche e Schopehnauer; os monarcas Henry VIII, Ivan, o Terrível, Eduardo VI e Elizabeth I; os pintores Durer, Van Gogh, Goya e Manet e os músicos Beethoven, Paganini, Schumann e Schubert.

Contágio

A sífilis pode ser passada de uma pessoa para outra por meio de relações sexuais desprotegidas (sem preservativos), através de transfusão de sangue contaminado (que hoje em dia é muito raro em razão do controle do sangue doado), e durante a gestação e o parto (de mãe infectada para o bebê).

Sintomas

A sífilis manifesta-se inicialmente como uma pequena ferida nos órgãos sexuais (cancro duro) e com ínguas (caroços) nas virilhas, que surgem entre a 2ª ou 3ª semana após a relação sexual desprotegida com pessoa infectada. A ferida e as ínguas não doem, não coçam, não ardem e não apresentam pus. Após um certo tempo, a ferida desaparece sem deixar cicatriz, dando à pessoa a falsa impressão de estar curada. Se a doença não for tratada, continua a avançar no organismo, surgindo manchas em várias partes do corpo (inclusive nas palmas das mãos e solas dos pés), queda de cabelos, cegueira, doença do coração, paralisias. Caso ocorra em grávidas, poderá causar aborto/natimorto ou má formação do feto.

Sífilis primária: Apresenta uma ferida, geralmente única, no local de entrada da bactéria (vulva, vagina, pênis, colo uterino, ânus, boca ou outro local da pele), que aparece entre 10 e 90 dias após o contágio. Essa lesão é rica em bactérias. Normalmente não dói, não coça, não arde e não tem pus, podendo estar acompanhada de ínguas (caroços) na virilha.

Sífilis secundária: os sinais e sintomas aparecem entre 6 semanas e 6 meses do aparecimento e cicatrização da ferida inicial. Pode ocorrer manchas no corpo, que geralmente não coçam, incluindo palmas das mãos e plantas dos pés. Essas lesões são ricas em bactérias. Pode ocorrer febre, mal-estar, dor de cabeça e ínguas pelo corpo.

Sífilis latente: fase assintomática (quando o paciente é portador da infecção, mas não apresenta sinal e/ou sintomas). É dividida em sífilis latente recente (até um ano de infecção) e sífilis latente tardia (mais de um ano de infecção). Sabe-se que a maioria dos diagnósticos ocorrem nesse estágio, sendo realizado exclusivamente por meio dos testes treponêmicos e não treponêmicos.

Sífilis terciária: pode surgir de 2 a 40 anos depois do início da infecção. Costuma apresentar sintomas como lesões cutâneas, ósseas, cardiovasculares e neurológicas, podendo levar à morte.

Diagnóstico

Pode ser realizado na Unidade Básica de Saúde, através do teste rápido, com a coleta de uma gota de sangue na ponta do dedo. Caso o resultado seja reagente, uma amostra de sangue deverá ser coletada e encaminhada para a realização de um teste laboratorial para a conclusão do diagnóstico.

Tratamento

Geralmente é utilizado a penicilina benzatina (benzetacil), que poderá ser aplicada na unidade básica de saúde mais próxima de sua residência. Esta é, até o momento, a principal e mais eficaz forma de combater a bactéria causadora da doença.

Profilaxia

Uso da camisinha feminina e/ou masculina é a medida mais importante de prevenção da doença. A testagem e acompanhamento das gestantes e parcerias sexuais durante o pré-natal contribui para o controle da sífilis congênita. Também ppode-se considerar tratar as pessoas doentes diminuindo o contágio.

Tétano

Infecção aguda e grave, causada pela toxina do bacilo tetânico (*Clostridium tetani*), um bacilo anaeróbio gram-positivo, esporulado, semelhante a um alfinete de cabeça. Sua mobilidade é assegurada pela presença de 30 a 50 cílios e, sob condições adversas de sobrevivência, forma esporos (forma que lhe confere resistência por vários anos). Assim, quando as condições ambientais são favoráveis, germina e assume a forma ativa, potencializada pela toxina botulínica. O nome tétano vem do grego Tetanos, que significa espasmo muscular.

> *O esporo tetânico pode sobreviver por longo tempo. Em laboratório, este esporo conserva a sua capacidade de germinação e atividade por até 29 anos.*
>
> *Esse esporo é comumente encontrado na natureza em locais como: terra ou areia, principalmente quando contaminadas com fezes de animais; espinhos de arbustos e pequenos galhos de árvores; águas putrefatas; pregos enferrujados; instrumentos de lavoura; latas velhas contaminadas com poeira de rua ou terra; fezes de animais e humanos; e fios de categute e agulhas de infeção não esterilizadas de forma adequada.*

No século V a.C., Hipócrates escreve o primeiro registro de ocorrência de tétano, dando inúmeras descrições clínicas da doença. Contudo a sua causa foi descoberta somente em 1884, por Carle e Rattone. A primeira imunização passiva contra a doença foi implementada durante a Primeira Guerra Mundial.

Na Brasil, o tétano foi uma das doenças mais mortais do período inicial de sua história, tendo vitimado principalmente escravos e recém-nascidos. Vivendo em péssimas condições de higiene, os escravos eram contaminados pela bactéria através das feridas adquiridas no trabalho braçal e nos castigos que sofriam; já os recém-nascidos eram vitimados por infecções decorrentes do corte do cordão umbilical sem os cuidados mais tarde considerados necessários.

Durante muitos anos o antídoto era produzido por injeção de toxina em cavalos, e o seu soro rico em anticorpos antitoxina era administrado aos doentes. Contudo este processo gerava reações imunitárias contra os anticorpos do cavalo, um problema denominado de doença do soro. Por essa razão, cada pessoa só podia receber antídoto uma vez na vida, pois a reação do seu sistema imunitário contra o anticorpo de cavalo era quase sempre fatal à segunda aplicação do soro.

Contágio

A bactéria entra no organismo humano por meio de lesões ou ferimentos encontrados na pele.

Sintomas

O tétano é uma doença grave que se caracteriza principalmente pelo aumento da tensão do músculo e contrações involuntárias em decorrência da liberação da tetanopasmina, uma toxina produzida pelo bacilo. Pode acometer apenas poucos grupos musculares, normalmente os próximos aos ferimentos, ou todos os músculos esqueléticos. Entre os principais sintomas e sinais do tétano, podemos citar: Trismo (contração da musculatura mastigatória); disfagia (dificuldade para deglutir); aumento do tônus muscular dos músculos faciais; opistótono (corpo em posição anormal em razão dos espasmos musculares); dificuldades respiratórias; dificuldades de locomoção e comprometimento da musculatura cervical.

Diagnóstico

É, geralmente, clínico e a doença deve ser suspeita quando há história de lesão de risco e história de imunização inadequada para o Tétano. No entanto, por vezes, o Tétano pode ser confundido com outras doenças. Os exames laboratoriais costumam ser inespecíficos, e são realizados sobretudo para monitorar as complicações da doença.

Tratamento

É uma doença grave e às vezes fatal, caso a pessoa não seja atendida prontamente em um hospital. No tratamento, são utilizados antibióticos, relaxantes musculares, sedativos, imunoglobulina antitetânica e, na falta dela, soro antitetânico. É importante manter o local de ferimento limpo com água oxigenada, devido à natureza anaeróbia da bactéria.

Profilaxia

A prevenção é feita por meio de vacinação (a vacina foi desenvolvida em 1924 e tornou-se disponível nos Estados Unidos na década de 1940. Sua utilização resultou em uma redução de 95% na taxa de tétano. No Brasil, desde 1950 a vacina está disponível). A imunização completa é obtida após a aplicação das três doses. Normalmente as pessoas que desenvolvem o tétano são aquelas que não foram vacinadas, não completaram as três vacinas recomendadas ou não realizaram o reforço que deve ser feito a cada dez anos. É recomendado limpar ferimentos e utilizar água oxigenada.

Tifo epidêmico (exantemático)

O tifo epidêmico é uma doença por riquétsia causada por *Rickettsia prowazekii* e disseminada por piolhos do corpo e, ocasionalmente, por esquilos voadores. As pessoas com tifo epidêmico têm febre, dor de cabeça intensa e exaustão extrema, seguida por uma erupção cutânea quatro a seis dias mais tarde. O nome tem origem no grego antigo typhus (τύφος), que significa "turvo", de forma a descrever o estado mental das pessoas.

A bactéria do tifo epidêmico foi descoberta por um médico brasileiro Henrique da Rocha Lima, em 1916 e a nomeou em homenagem a seu colega Stanislaus von Prowazek, que morreu de tifo epidêmico em 1915. Ambos, Prowazek e Rocha Lima, foram infectados com tifo, enquanto estudavam o seu agente causador em um hospital da prisão em Hamburgo, Alemanha.

Em 1928, o francês Charles Nicolle recebeu o Prêmio Nobel por ter descoberto o papel do piolho na transmissão do tifo em 1909. Nicolle fez observações e concluiu que os pacientes não eram mais contagiosos após receber tratamento hospitalar, tomar banho e trocar de roupas. Desta forma, ele colocou piolhos sem a bactéria em macacos infectados e depois transferiu os piolhos, agora infectados, para macacos saudáveis, que acabaram desenvolvendo tifo.

O tifo epidêmico foi durante muito tempo uma causa importante de epidemias mortíferas na Europa (especialmente no Leste Europeu e na Rússia) e Ásia. Hoje em dia está erradicada na Europa e em outras regiões. Existem casos esporádicos em regiões rurais e montanhosas da América do Sul, Ásia e África.

> *A doença de Brill-Zinsser é uma infecção secundária que pode surgir anos mais tarde durante um período de fraqueza imune devido às rickettsias que se "esconderam" no sistema imunitário dentro das células em estado quiescente. Caracteriza-se por sintomas mais moderados de tifo.*

O registro mais antigo de uma epidemia de tifo epidêmico é a praga de Atenas, do século 15 a.C. Este surto supostamente começou na Etiópia e passou pelo Egito, chegando ao porto de Piraeus. Foi observado tosse, vômitos, diarreia e erupções cutâneas. Contudo, tal descrição do surto está aberta a interpretações e muitas doenças podem ser responsáveis por ele como catapora e peste bubônica. Apesar deste registro, muitos autores acreditam que a primeira epidemia autêntica de tifo ocorreu durante a conquista de Granada, na Espanha, em 1492. A doença que abateu a população foi descrita como uma febre maculosa e se parece muito com a descrição moderna de tifo. O tifo reapareceu como epidemia durante a Primeira Guerra Mundial. Nesta época, a doença começou na Sérvia e se espalhou para o Centro e Leste Europeu. Da mesma forma, a Rússia teve surtos recorrentes durante a revolução Bolchevique. Uma das epidemias mais importantes foi aquela que atingiu Napoleão Bonaparte e seu exército na sua campanha de invasão da Rússia, em 1812. Durante a retirada das suas tropas, as tropas de Napoleão foram reduzidas de 600.000 para 40.000 provavelmente devido ao tifo e ao frio. Posteriormente, já durante a Segunda Guerra Mundial, pesquisadores nazistas infectaram 600 prisioneiros de campos de concentração com sangue de pacientes infectados por tifo para testar a eficácia do fenol como tratamento ou vacinação. Outra epidemia mortífera surgiu na Irlanda entre 1846 e 1849 durante a fome da batata reduzindo, pela morte e emigração, a população da ilha para menos de um terço.

Contágio

A transmissão acontece quando as bactérias presentes nas fezes do piolho ou pulgas, entram no corpo humano após apicada dos insetos.

Sintomas

Os principais sintomas de tifo são: Dor de cabeça intensa e constante, febre alta e prolongada, cansaço excessivo e manchas e erupções na pele que se espalham rapidamente pelo corpo. Estes sintomas surgem 7 a 14 dias após a picada do vetor e começam por ser pouco específicos.

Porém, ao fim de 4 a 6 dias tendem a se tornar mais intensos e afetar a pele.

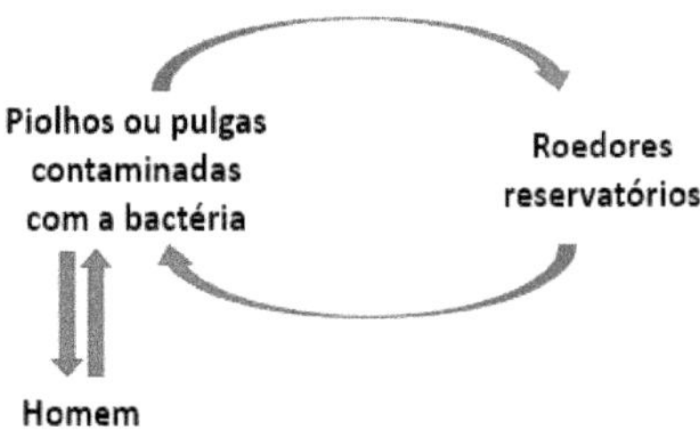

Ciclo de vida simplificado da *Rickettsia*

Diagnóstico

Geralmente é clínico e leva em conta os sintomas e os dados epidemiológicos a respeito da incidência da infecção nos lugares onde o paciente vive ou esteve recentemente. Existem apenas alguns exames laboratoriais que ajudam a isolar os microrganismos nos homens ou a determinar a presença de anticorpos específicos para os antígenos da bactéria.

Tratamento

O tratamento para tifo é feito de acordo com a orientação médica, sendo normalmente indicado o uso de antibióticos, como a Doxiciclina. Na maioria das vezes é possível perceber melhora dos sintomas cerca de 2 a 3 dias após o início do tratamento, mas o uso do antibiótico deve ser mantido por todo o período indicado, para garantir que todas as bactérias são eliminadas. Outro antibiótico que pode ser recomendado é o Cloranfenicol, no entanto esse medicamento não é a primeira escolha devido aos efeitos colaterais que podem estar associados ao seu uso.

Profilaxia

A melhor forma de prevenção consiste em adotar medidas sanitárias e de higiene para controle dos insetos vetores que transmitem a infecção e para conter a proliferação descontrolada dos animais que servem de reservatório para a bactéria. Deve-se, também, examinar cuidadosamente o corpo e a roupa para localizar e remover os insetos que, por acaso ali estejam, assim como o uso repelentes químicos e de roupas que cubram praticamente todo o corpo borrifadas com inseticidas.

Tuberculose

A tuberculose (peste branca, tísica consumpção/consunção ou popularmente chamada de doença do peito) é uma doença infecciosa e transmissível, causada pela bactéria *Mycobacterium tuberculosis*, também conhecida como bacilo de Koch, em homenagem ao seu descobridor (1882) Robert Koch. A bactéria possui tem uma camada incomum de cera em sua superfície celular (principalmente ácido micólico), o que torna as células impermeáveis à coloração de Gram. A doença afeta prioritariamente os pulmões, embora possa acometer outros órgãos ou sistemas, portanto, vamos tratar da tuberculose pulmonar.

> *Acreditava-se que a bactéria que atingia o gado (Mycobacterium bovis) originou a espécie que atinge os humanos (Mycobacterium tuberculosis) a partir da domesticação do gado. Entretanto, o sequenciamento genético de bactérias encontradas em múmias expôs justamente o contrário: o M. tuberculosis originou o M. bovis.*

As várias culturas do mundo deram diferentes nomes para a doença: *yaksma* (*Índia*), *phthisis* (*grego*), *consumptione* (*latim*) *e* chaky *oncay* (inca), cada uma das quais fazem referência ao efeito de "secagem", "consumo", que a doença provoca. O termo tuberculose é recente e foi criado em 1839 por Schöenlein (1793-1864), baseado no nome dado em 1680 por Sylvius à lesão nodular, o *tubérculo*, encontrado em pulmões de doentes autopsiados.

Existem evidências de que a tuberculose existe desde os tempos pré-históricos. A doença já foi encontrada em esqueletos de múmias do antigo Egito (3000 A.C) e, mais recentemente, numa múmia pré-colombiana no Peru. A tuberculose se espalhou pela Europa no século XVII quando passou a ser conhecida como peste branca. No final do século XIX, a doença passou a ser qualificada como um "mal social" e passou a ser relacionada às condições precárias de vida, em que estão presentes inúmeros fatores, entre eles as moradias pouco ventiladas e pequenas para o número de moradores, a má qualidade de alimentação e a falta de higiene. Ainda nesse século, o tratamento era com boa alimentação, repouso e descanso em locais montanhosos. Somente no século XX, a partir da década de 40, com os avanços das medicações específicas iniciou-se a redução de casos.

Entre alguns personagens que tiveram tuberculose podemos citar Dom Pedro I (do Brasil), o líder político boliviano Simón Bolívar, o inventor do alfabeto para portadores de deficiência visual, Louis Braille, o pianista e compositor Frédéric Chopin e os escritores Franz Kafka e George Orwell. Brasileiros foram: os poetas Álvares de Azevedo, Augusto dos Anjos, Castro Alves e Casimiro de Abreu, os escritores José de Alencar e Cruz e Sousa e os compositores Noel Rosa e Sinhô.

Contágio

É uma doença de transmissão aérea e ocorre a partir da inalação das bactérias em aerossóis oriundos das vias aéreas, durante a fala, espirro ou tosse das pessoas com tuberculose ativa, que lançam no ar gotículas com bactérias.

Sintomas

O principal sintoma da tuberculose é a tosse seca. Por isso, recomenda-se que toda pessoa com tosse por três semanas ou mais, seja investigada para tuberculose. Há outros sinais e sintomas que podem estar presentes, como: Febre vespertina; sudorese noturna; emagrecimento e cansaço.

Diagnóstico

São utilizados, principalmente, os seguintes exames: exame microscópico direto (baciloscopia direta), cultura para a bactéria com identificação de espécie, teste de sensibilidade antimicrobiana, teste rápido para tuberculose (TR-TB) e radiografia de tórax.

Tratamento

É feito com quatro drogas que estão todas no mesmo comprimido: rifampicina, isoniazida, pirazinamida e etambutol, nos primeiros dois meses. Na fase de manutenção, que dura quatro meses, a pessoa usará apenas duas drogas rifampicina e a isoniazida. Quando esse tratamento de seis meses é bem feito, a maioria das pessoas ficam curadas da infecção. É importante que se divulgue que o tratamento pode e deve ser realizado nas unidades de saúde. Apenas alguns casos mais complexos e graves exigirão internação hospitalar.

Profilaxia

A principal maneira de prevenir a tuberculose em crianças é com a vacina BCG (Bacillus Calmette-Guérin), ofertada gratuitamente no Sistema Único de Saúde (SUS). Essa vacina deve ser dada às crianças ao nascer, ou, no máximo, até 04 anos, 11 meses e 29 dias. A vacina BCG protege das formas mais graves da doença e está disponível nos locais de vacinação das unidades básicas de saúde e maternidades. Outras maneiras de prevenção da doença é evitar contatos com pessoas com tuberculose; tratar as pessoas doentes e manter ambientes bem ventilados e com entrada da luz solar.

PROTOZOÁRIOS

Como vimos na origem das bactérias, provavelmente, os primeiros organismos vivos surgiram no planeta antes de 3,5 bilhões de anos. A origem dos seres eucarionte (com carioteca), deve ter surgido por uma diversificação destes organismos na exploração de diferentes tipos de nutrição, originando as Archaebacteria, as Eubacteria e o ancestral dos eucariontes.

Os ancestrais dos eucariontes provavelmente desenvolveram-se em um organismo de origem procariótica, que fagocitava e era anaeróbico (fermentador) e para realizar essa fagocitose primitiva precisou de um sistema de membrana que permitisse a captura do alimento e o transporte interno. Nesse momento, o DNA tornou-se isolado dentro de um envelope nuclear separando-o do citoplasma, que é a principal característica dos seres eucariontes, portanto, esse ancestral é descrito como tendo, essencialmente, uma forma ameboide.

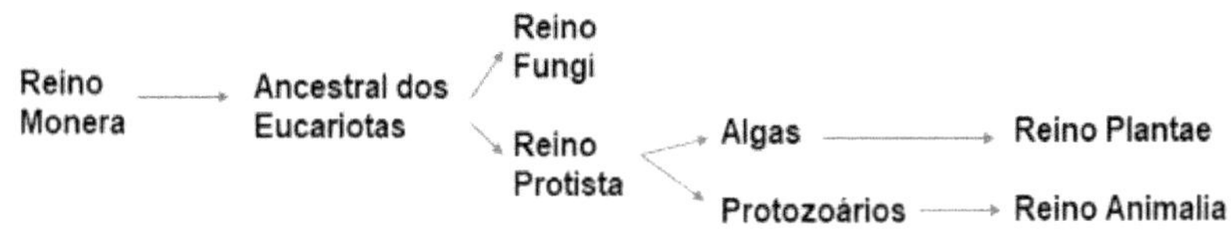

Provável origem dos Reinos

Características gerais dos protozoários

São seres unicelulares pertencentes ao Reino Protista, heterótrofos por ingestão, podendo ter vida livre, ser parasita (provocam doenças), comensais (*Entamoeba coli*) e mutualistas (ciliados com ruminantes e flagelados com cupins). Sua única célula é complexa e pode realizar a maioria das atividades fisiológicas que ocorrem nos animais, como digestão, excreção, respiração, osmorregulação entre outras.

> *Comensalismo é o termo utilizado para designar um tipo de relação ecológica harmônica e interespecífica, na qual uma espécie aproveita-se dos restos alimentares de outra. O comensalismo é caracterizado por interações entre organismos de espécies diferentes, sem que a espécie que se beneficia, prejudique aquela que a auxilia, portanto, é*

> *benéfica para uma espécie e absolutamente neutra para outra.*
>
> *Mutualismo é uma relação ecológica entre indivíduos de espécies diferentes, em que ambos são beneficiados pela interação. Por ocorrer entre indivíduos de espécies diferentes, é uma relação denominada de interespecífica, e, por beneficiar todos os envolvidos, recebe a denominação de relação harmônica."*

A maioria é de vida livre, vivendo no ambiente sem depender de qualquer outro indivíduo para estabelecer uma associação, portanto, sendo unicelulares, precisam habitar locais aquáticos ou úmidos, evitando a desidratação celular.

Classificação

É feita considerando a presença e o tipo da estrutura de locomoção.

1- Não possui estrutura de locomoção........ **Esporozoários = Apicomplexos**
2- Possui estrutura de locomoção
  Flagelos.. **Flagelados = Mastigóforos**
  Cílios.. **Ciliados**
  Pseudópodes................................... **Sarcodíneos = Rizópodes**

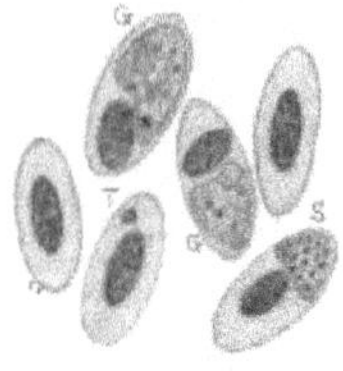

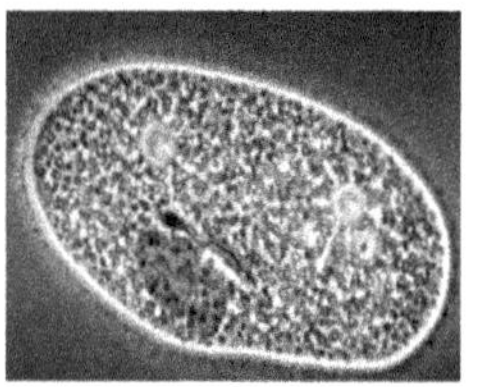

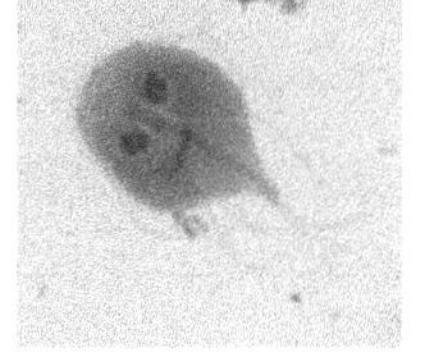

Esporozoário | Sarcodíneo | Ciliado | Flagelado

Os esporozoários são todos parasitas intracelulares. Flagelados e Sarcodíneos, na maioria são de vida livre, mas alguns provocam doenças. A maioria dos protozoários ciliados é de vida livre. Só existe uma espécie de ciliado parasita, o *Ballantidium coli* que provoca a balantidíase.

Alimentação

São todos heterótrofos por ingestão, realizando a digestão intracelular. Ex: Ameba.

Antes de discutirmos sobre a alimentação dos protozoários é interessante registrar que os fungos e algumas bactérias também são heterótrofos, entretanta, a forma de obtenção do alimento é diferente, por heterotrofia por absorção.

Na heterotrofia por absorção, o indivíduo libera enzimas na matéria orgânica ao seu redor, onde ocorre a digestão extracorpórea, liberando nutrientes no ambiente que serão absorvidos pelo induvíduo.

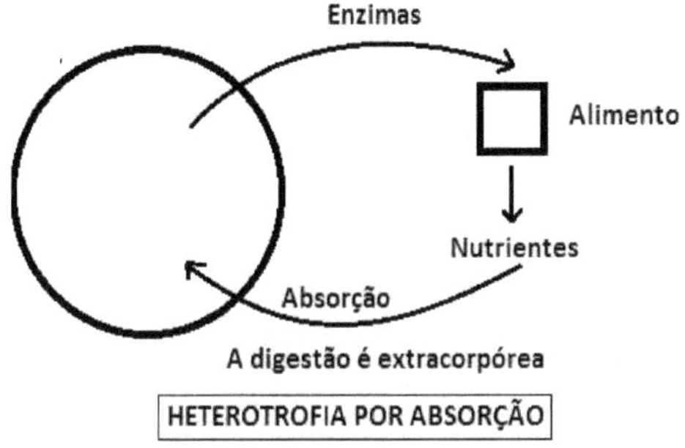

Esquema evidenciando a heterotrofia por absorção

Na heterotrofia por ingestação (protozoários e animais), o indivíduo precisa ingerir o alimento, digerir no interior de sua célula ou corpo para obter os nutrientes que são as fontes energéticas.

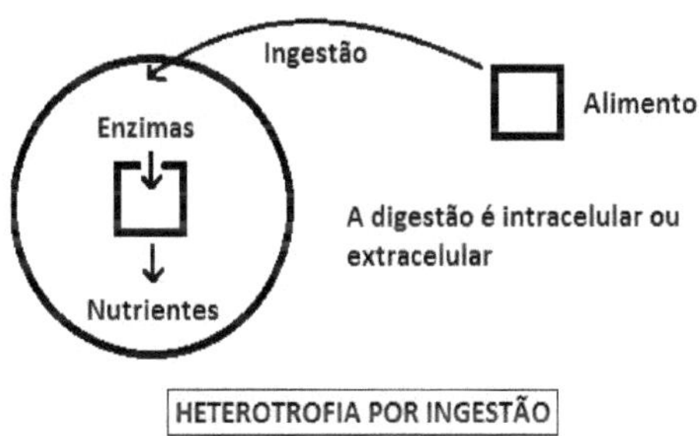

Esquema evidenciando a heterotrofia por ingestão

Agora para entender a digestão de um protozoário, vamos estudar a ameba. É importante registrar que existem muitas táticas de obtenção do alimento, mas vamos focar na ameba como exemplo. Esse protista e um Sarcodíneo, portanto, emite pseudópodes para capturar o alimento (fagocitose), formando o vacúolo alimentar (fagossomo). O fagossomo recebe as enzimas dos lisossomos iniciando a digestão e formando o vacúolo digestivo. Os nutrientes saem do vacúolo digestivo para o citoplasma, passando a ser denominado de vacúolo residual e possuindo no seu interior os resíduos da alimentação que devem ser eliminados no ambiente (clasmocitose).

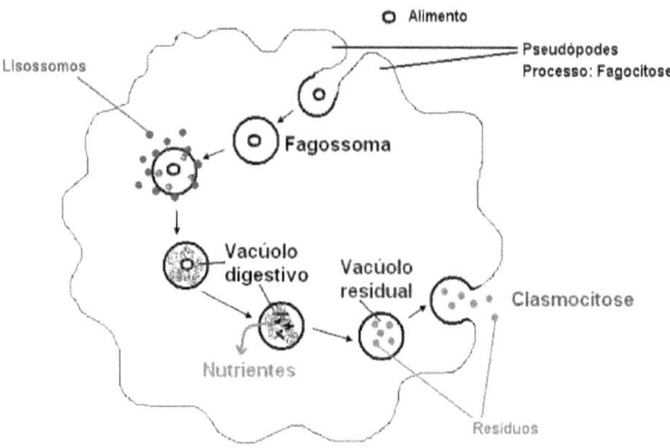

Esquema evidenciando o processo de alimentação de uma ameba.

Controle osmótico = Osmorregulação

Os protozoários de água doce, são hipertônicos em relação ao seu ambiente e, portanto, a água entra por osmose no seu citoplasma e, para se manter estável, os vacúolos contrateis eliminam o excesso de água gastando energia.

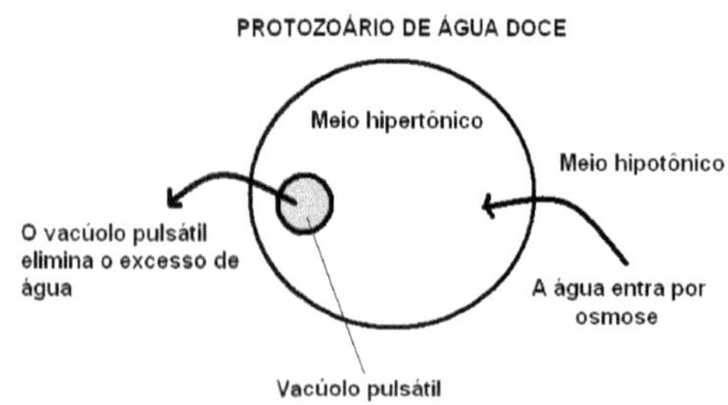

Exemplo de osmorregulação em protozoários de água doce

Os Protozoários marinhos, são considerados isotônicos com o ambiente, entretanto, quando o ambiente fica temporariamente hipotônico (quando chove no mar) podem produzir os vacúolos pulsáteis para eliminar a água que vai entrar no citoplasma.

Os Protozoários parasitas, são isotônicos em relação ao hospedeiro, portanto, devido à homeostase do hospedeiro, não precisa de métodos para se adequar às variações ambientais.

Encistamento

É a capacidade que alguns protozoários possuem de se transformar em cisto (forma de resistência) quando o ambiente fica adverso. Desta forma, podem aguardar o ambiente voltar ao normal para sair do encistamento ou morrem se o ambiente demorar a voltar às suas condições normais.

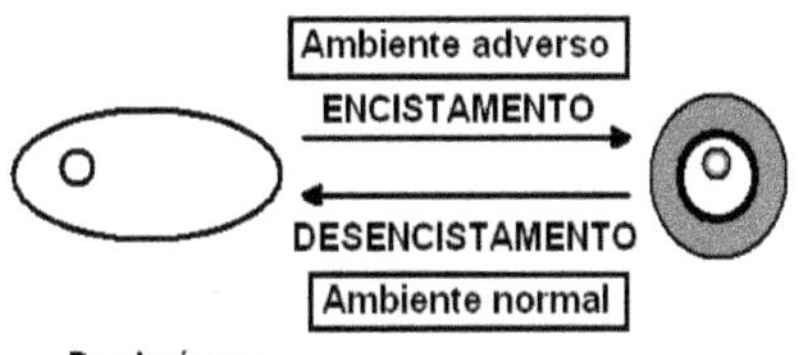

Perde água
Elimina parte das organelas citoplasmáticas
Cria uma membrana de encistamento
Reduz o metabolismo

Esquema simplificado do encistamento dos protozoários

Várias formas de protozoários podem ficar encistados no ambiente ou no interior do nosso corpo (nesse caso dificultando o tratamento).

Reprodução

Os protozoários podem se reproduzir de forma rápida, tanto assexuadamente quanto sexuadamente. Na reprodução assexuada, podemos dividir em dois processos distintos: a divisão binária (cissiparidade), quando a célula cresce até se dividir em dois novos organismos e a divisão múltipla, quando um organismo se divide em vários (esquizogonia). A reprodução sexuada pode ocorrer por conjugação, quando dois indivíduos se unem, trocam material genético e originam novos protozoários ou por fusão de células (protozoários haploides) como ocorre na fusão de gametócitos no ciclo de vida do *Plasmodium* (agente etiológico da malária).

Observação:

Antiprotozoário é uma classe de medicamento usado para tratar doenças provocadas por protozoários (protozooses). Uma curiosidade é que os protozoários podem possuir poucas semelhanças comuns dificultando produzir um medicamento eficiênte para toda a gama de protistas. Por exemplo, o protozoário *Entamoeba histolytica* é menos relacionado ao protozoário *Naegleria fowleri* do que com a espécie humana. No entanto, o metronidazol é selectivo para organismos anaeróbico, sendo eficaz contra a maioria dos protozoários e muitos podem sem utilizados para combater algumas bactérias (bacilos Gram-positivos e Gram-negativos esporulados e todos os cocos anaeróbios) e alguns fungos. Essa droga é derivada do nitroimidazol e seu mecanismo de ação consiste na inibição da síntese de ácido desoxirribonucleico e na degradação do DNA.

PRINCIPAIS DOENÇAS PROVOCADAS POR PROTOZOÁRIOS

Amebiase

É uma infecção cosmopolita causada pelo protozoário sarcodíneo *Entamoeba histolytica* que parasita o intestino grosso e, por vezes, do fígado e outros órgãos. As amebas podem ser transmitidas de pessoa para pessoa, ou pelos alimentos ou água.

Entamoeba é um gênero de protozoários ameboides (Sarcodíneos ou Rizópodes) encontrado em vida livre ou como parasitas ou comensais no intestino dos animais. Em 1875, Fedor Lösch descreveu cinco casos de disenteria amébica em St Petersburg, Rússia. Ele se referiu à espécie que encontrou como *Amoeba coli*, mas não é claro se ele se referia a um termo descritivo ou a uma categoria taxonômica. O gênero *Entamoeba* foi definido por Casagrandi e Barbagallo em 1895 pela espécie *Entamoeba coli*, que é um organismo comensal. O organismo descrito por Lösch foi renomeado por *Entamoeba histolytica* por Fritz Schaudinn em 1903. Em 1913, evidências obtidas nas Filipinas permitiram concluir que a doença era adquirida ao ingerir cistos de *E. histolytica*

Contágio

A contaminação é realizada quando uma pessoa doente elimina cistos por meio das fezes que chegam à água ou alimentos. Dessa forma, pessoas sadias ingerem os cistos, o que é chamado de transmissão fecal-oral.

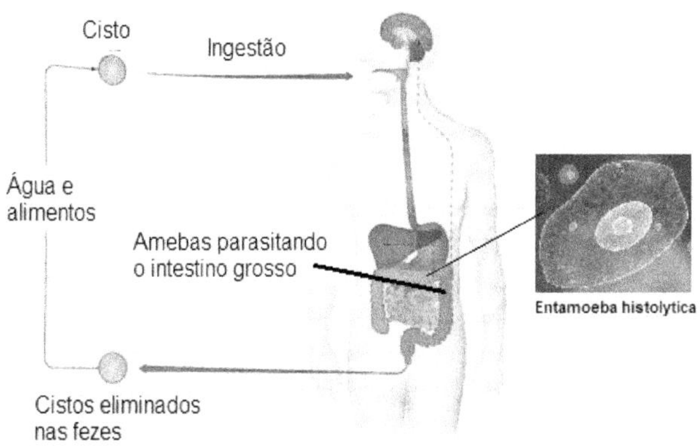

Esquema simplificado do ciclo de vida da *Entamoeba histolytica*

Sintoma

Geralmente é assintomática em seus estágios iniciais e apenas quando o quadro infeccioso se agrava é possível detectar sintomas da doença. Entre os principais sintomas de amebíase podemos destacar: Dor e cólica abdominal, abdômen sensível ao toque, forte diarreia, presença de sangue e/ou muco nas fezes (esse sintoma deve-se a pequenas lesões que podem ser observadas pela ação das amebas na parede do intestino), perda de peso e febre. Conforme a amebíase avança, pode-se formar feridas e protuberâncias no interior do intestino, além de outras condições secundárias, como a anemia. Esse é o principal problema da doença porque, com as lesões, protozoários podem cair na corrente sanguínea e chegar a outros órgãos.

Diagnóstico

É feito tradicionalmente por pesquisa do parasita nas fezes. Em geral, formas císticas são encontradas em fezes consistentes e trofozoíticas em material fecal diarréico ou pastoso.

Tratamento

É feito com nitroimidazois (incluindo o metronidazol ou o tinidazol) seguidos por agentes luminais, como a paromomicina ou o furoato de diloxanida para prevenir recidivas. A reinfecção é comum nas regiões endêmicas, portanto, os pacientes devem ser aconselhados sobre como reduzir o risco de reinfecção.

Profilaxia

Pode ser prevenida com algumas precauções do dia a dia. Alguns exemplos são: Lavar bem os alimentos antes do consumo, principalmente frutas e verduras; lavar bem as mãos com regularidade, principalmente depois de usar o banheiro ou manusear fraldas, beber sempre água tratada, tratar das pessoas doentes evitando eliminação de cistos no ambiente e saneamento básico.

Babesiose

É é uma infecção dos glóbulos vermelhos do sangue causada pelo protozoário apicomplexo do gênero *Babesia* muito parecido e semelhante evolutivamente do *Plasmodium* que provoca a malária. Nos Estados Unidos, a causa mais comum de babesiose em seres humanos é a *Babesia microti*. Que são transmitidos através de carrapatos. Em cachorros e bovinos causa forte anemia hemolítica, febre alta e desencadeiam coagulação intravascular disseminada, resultando em palidez ou pele amarelada. Frequentemente é fatal. Uma transfusão de sangue associada a anticoagulantes (heparina) pode salvar o animal. É encontrado em todos os continentes, mas é mais comum em áreas rurais. A Babesia bovina (que infecta humanos) pode ser encontrada em Brasil, Argentina, México, Mediterrâneo (incluindo Portugal), China e Austrália.

> *Essa doença foi descoberta em 1957, na Iugoslávia, e identificada pela primeira vez no Brasil, em 1983, no estado de Pernambuco. Desde então, foram registrados poucos casos no país, principalmente em São Paulo e no Rio de Janeiro. Entretanto, por ser pouco estudada, ainda não é possível medir o alcance da babesiose humana.*

Contágio

As larvas de carrapatos são infectadas enquanto se alimentam do roedor infectado e, em seguida, transformam-se em ninfas que transmitem o parasita a outro animal ou para um ser humano. Carrapatos adultos geralmente se alimentam em cervos, mas também podem transmitir o parasita a seres humanos.

Os protozoários entram nos eritrócitos, amadurecem e, então, dividem-se de forma assexuada. Eritrócitos infectados terminam por se romper e liberam microrganismos que invadem outros eritrócitos; assim, *Babesia* também pode ser transmitida por transfusão de sangue e possivelmente por transplante de órgãos. Teste para rastrear *Babesia microti* em doadores de sangue e órgãos é atualmente usado em estados do nordeste dos Estados Unidos com as incidências mais altas da infecção. Também pode ocorrer infecção congênita, mas ela é muito rara.

Sintomas

A infecção é, geralmente, assintomática e pode persistir por meses a anos e permanecer subclínica ao longo de sua evolução, em pessoas saudáveis, em especial naquelas com menos de 40 anos de idade. Quando sintomática, a babesiose geralmente começa após 1 a 2 semanas de um período de incubação com sintomas inespecíficos, incluindo mal-estar, fadiga, calafrios, febre, cefaleia, mialgia e artralgia. Em pessoas saudáveis, geralmente os sintomas se resolvem depois de uma semana. Em outras, podem ocorrer hepatosplenomegalia com icterícia, anemia hemolítica leve a moderadamente grave, neutropenia leve e trombocitopenia. Edema pulmonar não cardíaco pode se desenvolver na doença grave.

A babesiose pode ser fatal, especialmente nos idosos, nos pacientes asplênicos (não existência do baço e está associada com riscos de infecção graves) e nas pessoas com aids. Nesses pacientes, a babesiose pode se assemelhar à malária falcípara, com febre alta, anemia hemolítica, hemoglobinúria, icterícia e insuficiência renal. Esplenectomia (remoção do baço) pode fazer com que a parasitemia assintomática previamente adquirida se torne sintomática. Em recém nascidos varia de enfermidades febris leves a graves.

Diagnóstico

É feito pela identificação de Babesia em uma amostra de sangue periférico, sorologia, ou reação em cadeia de polimerase (PCR).

Tratamento

É feito com drogas específicas como a atovaquona e da azitromicina por via oral.

Profilaxia

Em áreas onde carrapatos de veado são comuns, as pessoas podem reduzir o risco de contraírem a doença tomando precauções contra carrapatos. Para reduzir suas chances de pegar carrapatos ou serem mordidas por estes devem permanecer nos caminhos e trilhas quando andarem em áreas florestais evitando se roçar em moitas e matas; não se sentar no chão ou em muros de pedra; vestir camisas de manga comprida; vestir calças compridas e enfiá-las por dentro de botas ou meias; vestir roupas de cores claras, o que permite ver os carrapatos com mais facilidade; aplicar repelentes contra insetos, como a dietiltoluamida (DEET), diretamente na pele e aplicar um repelente contra insetos contendo permetrina no vestuário ou usar vestuário comercialmente pré-tratado com permetrina.

> *A babesiose é um sério problema de saúde animal no Brasil e no mundo, atingindo, sobretudo, o gado bovino. Popularmente chamada de "tristeza bovina", ela é transmitida a estes animais, no nosso país, principalmente pelo carrapato-de-boi (Boophilus microplus). A enfermidade é de grande importância econômica devido às perdas diretas e à restrição de movimentação dos animais, em consequência de quarentenas obrigatórias. Atualmente, a vacinação é a melhor forma de prevenir a babesiose bovina em animais em situação de risco.*

Balantidíase (balantidiose)

É uma infecção provocada por protozoário ciliado o Balantidium coli, decorrente da ingestão de cistos do protozoário, que colonizam o intestino grosso. É uma zoonose que também acomete o ser humano, sendo este muito resistente a essa infecção e a maioria das pessoas infectadas permanecem assintomáticas. Por isso, a manifestação da doença é rara, embora os portadores da infecção possam ser em número muito maior. O hospedeiro natural é o porco, sendo o homem um hospedeiro acidental. Esse protozoário vive especialmente nas regiões cecal e sigmoidea do intestino grosso e desloca-se graças ao movimento de cílios. A forma cística raramente está presente nas fezes humanas, mas pode ser encontrada na evacuação de porcos parasitados.

É um dos protozoários maiores protozoários parasitas do corpo humano. Foi descrito por Malmsten no ano de 1857. Este pesquisador foi o primeiro a reconhecer o parasito em dois seres humanos com disenteria, identificando-o como *Paramecium coli.* Leuckart descreveu uma espécie morfologicamente semelhante a partir do intestino de porco em 1861. Pouco tempo depois, Stein em 1863 equiparando os dois organismos, classificou-os no gênero *Balantidium*, denominando a espécie como *Balantidium coli*. Apesar de ter sido primeiramente descrito em pacientes suecos, a balantidiose ou balantidíase foi considerada por Malmsten uma doença de regiões tropicais e subtropicais

Contágio

Ocorre pela ingestão dos cistos liberados nas fezes do porco, que chegam à água e alimentos que são ingeridos, através da ingestão de carne de porco malcozida. Por isso, indivíduos que têm contato com porcos (criadores, trabalhadores em matadouros, açougueiros, etc.) constituem o grupo de maior risco.

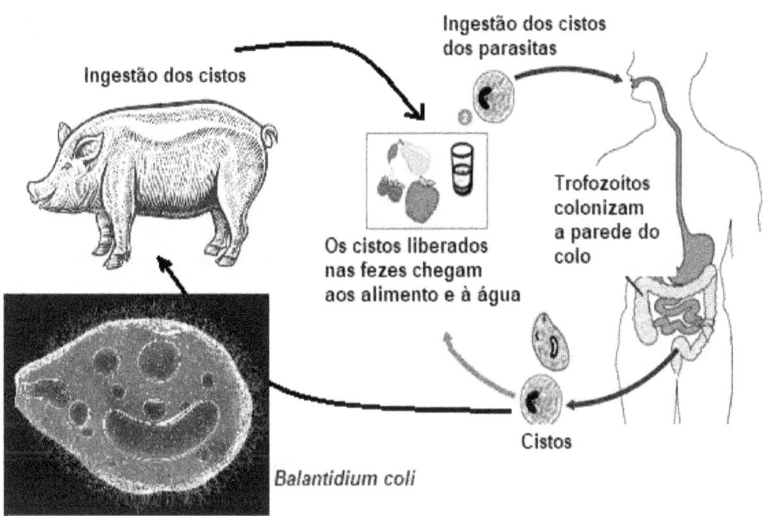

Esquema evidenciando o ciclo de vida do *Balantidium*

Sintomas

Pode viver no intestino grosso humano sem causar dano, mas algumas vezes, os protozoários penetram na mucosa do intestino grosso, causando pequenas úlceras parecidas com as da amebíase. Quase sempre há pouca ou nenhuma manifestação clínica ou queixas por parte do paciente, mas pode provocar intensa diarreia, enterorragia (hemorragia intestinal), dores abdominais e cefaleia. Em casos raros pode levar ao coma e à morte.

Diagnóstico

Deve ser realizado testes de laboratório utilizando-se de amostras de fezes. Os trofozoítos de grande porte podem ser reconhecidos facilmente, quando as amostras de fezes são borradas em uma lâmina e observadas ao microscópio. Outro exame que pode ser utilizado é a colonoscopia, que é um exame endoscópico do cólon pode ser realizado para obter uma amostra de biópsia das úlceras.

Tratamento

O tratamento da balantidiose é feito com o uso de drogas que possuem atividade contra protozoários, como o Metronidazol e a Tetraciclina (antibióticos que atuam contra protozoários), que devem ser usados de acordo com a orientação do médico. É importante realizar o tratamento contra esse parasita para evitar possíveis complicações, como desidratação e hemorragia abdominal, por exemplo, o que pode ser fatal.

Profilaxia

As principais medidas de evitar essa doença são: Evitar que fezes de suínos contaminem os abastecimentos de água; acumular as fezes de suínos para que a fermentação assim produzida mate os cistos nelas presentes; não utilizar as fezes de porco como adubo; tratar os indivíduos doentes ou portadores da doença e lavar bem os alimentos e tratar a água antes de consumi-los.

Doença de Chagas (tripanossomíase)

É uma doença transmissível causada por um protozoário flagelado denominado *Trypanosoma cruzi* e transmitida através do inseto hematófago conhecido como "barbeiro" do gênero *Triatoma*. Em vertebrados vive no plasma sanguíneo e se reproduz nas fibras musculares, especialmente as cardíacas e digestivas e no barbeiro vive no intestino. Os barbeiros abrigam-se em locais muito próximos à fonte de alimento e podem ser encontrados na mata, escondidos em ninhos de pássaros, toca de animais, casca de tronco de árvore, entre frutos, montes de lenha e embaixo de pedras. Nas casas escondem-se em frestas, buracos das paredes, colchões e baús, além de serem encontrados em galinheiro, chiqueiro, paiol, curral e depósitos.

O *T. cruzi* é caracterizado pela presença de um único flagelo, uma mitocôndria grande e pelo cinetoplasto, um compartimento na mitocôndria que contém DNA. A distribuição geográfica do *T. cruzi* estende-se do Sul dos Estados Unidos ao Sul da Argentina.

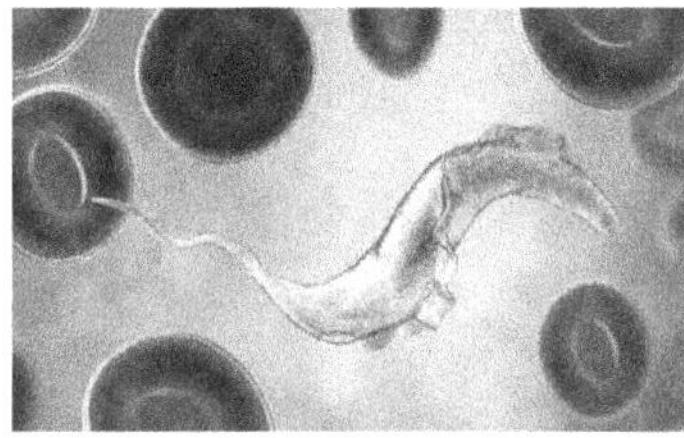

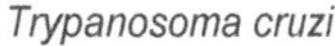

Trypanosoma cruzi

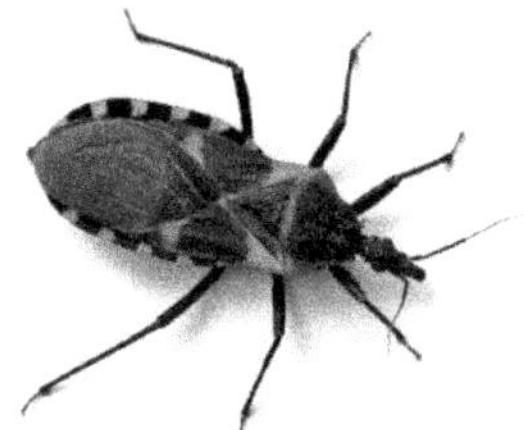

Imagem do barbeiro

A doença de Chagas foi descoberta pelo grande cientista Carlos Ribeiro Justiniano das Chagas e a descrição da espécie do protozoário foi feita como homenagem a Oswaldo Cruz, seu mestre. Portanto, em 1909, Carlos Chagas conseguiu descobrir o agente etiológico, *Trypanosoma cruzi,* sua biologia no hospedeiro vertebrado e no invertebrado, seus reservatórios e diversos aspectos da patogenia e sintomatologia pertinentes a fase aguda da doença.

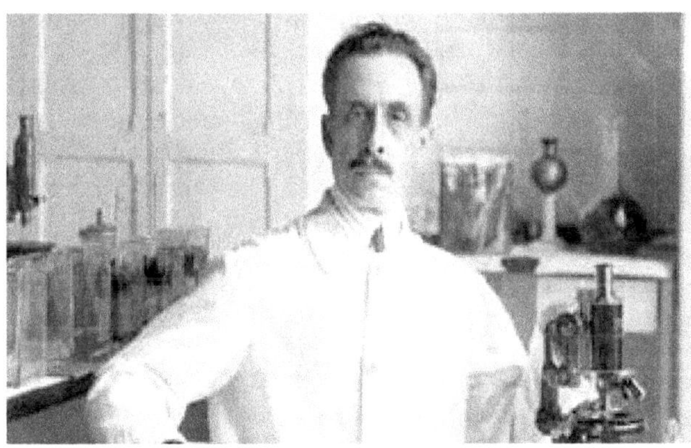

Carlos Chagas (1838-1934), descobridor da doença em 1909.

O *Trypanosoma cruzi* possui o seu ciclo biológico nos hospedeiros vertebrado (homem e outros animais) e invertebrado (barbeiro), existindo várias formas evolutivas. Nos hospedeiros vertebrados e na cultura de tecidos são encontradas intracelularmente as formas amastigotas e extracelularmente as formas tripomastígotas presentes no sangue circulante.

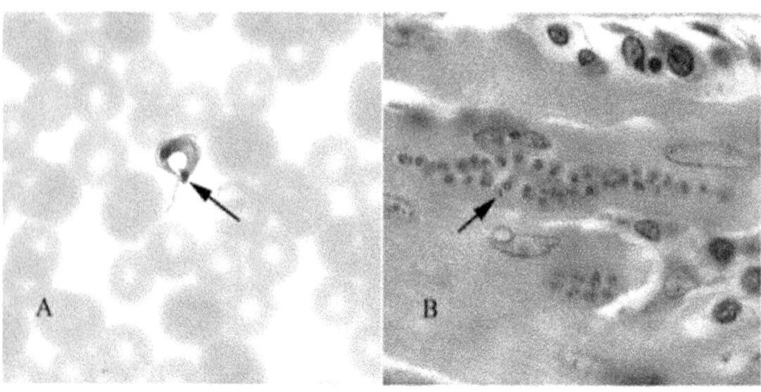

A figura A evidencia a forma tripomastigota (com flagelo) que é livre no plasma e na figura B a forma amastigota (sem flagelo) que é a forma reprodutiva.

Como curiosidade, o naturalista Charles Darwin era possuidor de uma doença com sintomas que diversos autores modernos tentaram fazer um diagnóstico retrospectivo e sugestões foram feitas de problemas psicossomáticos, intolerância à lactose e doença de Crohn.

> *A Doença de Crohn é uma doença inflamatória séria do trato gastrointestinal. Ela afeta predominantemente a parte inferior do intestino delgado (íleo) e intestino grosso (cólon), mas pode afetar qualquer parte do trato gastrointestinal. A doença de Crohn habitualmente causa diarreia, cólica abdominal, às vezes febre, e sangramento retal. Também pode ocorrer perda de apetite, e de peso subsequente. Os sintomas podem variar de leve à grave, mas em geral, as pessoas com doença de Crohn podem ter vida ativa e produtiva.*

Entretanto, em 1959, o parasitologista Saul Adler, russo radicado em Israel, propôs na revista *Nature* que os sintomas de Darwin eram devidos à doença de Chagas. A hipótese levantada por Adler foi baseada em dois pontos principais: Houve uma oportunidade clara de infecção pelo *Trypanosoma cruzi* no episódio de Luján em 1835 e os sintomas apresentados por Darwin eram compatíveis com a doença de Chagas, que pode acometer tanto o coração quanto o sistema digestivo (esôfago e intestino grosso).

> *Darwin relata em seu diário que em 1835 foi picado nos Pampas argentinos por vários desses insetos que ele chamou de "benchuca".*

Existem elementos contrários à essa hipótese de Adler, onde o principal deles é que Darwin teve apenas um contato bem documentado com barbeiros, enquanto há evidências de que vários contatos são necessários para que uma pessoa seja infectada. Numa revisão sobre a doença de Chagas, o médico mineiro Aluízio Prata citou que a probabilidade de infecção humana por contato único com um barbeiro infectado existe, mas é de apenas uma chance em mil (0,1%). Mesmo assim, existe a possibilidade e hoje apenas ficam especulações.

Outro fato contraditório à hipótese de Adler foi feita por pesquisadores holandeses que acreditaram que seus sintomas começaram a aparecer antes de Darwin chegar à América do Sul, considerando que os sintomas são mais consistentes com a doença de Lyme (citado anteriormente), também conhecida como Borreliose de Lyme porque a bactéria que provoca essa doença é mais acessível na Grã-Bretanha do que a exposição à doença de Chagas durante sua viagem pela América do Sul.

Contágio

A forma tradicional de contágio ocorre quando o "barbeiro" suga o sangue humano e defeca sobre a pele, possibilitando a entrada dos protozoários presentes nas fezes do "barbeiro", na circulação humana quando o homem coça o local da picada. Também pode ocorrer contágio pela mucosa dos olhos, nariz e boca ou através de feridas ou cortes recentes existentes na pele. Podemos ter ainda, outros mecanismos de transmissão através de: transfusão de sangue, caso o doador seja portador da doença; transmissão congênita da mãe chagásica, para o filho via placenta; manipulação de caça (ingestão de carne contaminada), alimentos como o açaí (os barbeiros se escondem entre as frutas) e acidentalmente em laboratórios.

Sintomas:

A fase aguda, ocorre febre, mal-estar, falta de apetite, edemas (inchaço) localizados na pálpebra (sinal de Romaña) ou em outras partes do corpo, aumento do baço e do fígado e distúrbios cardíacos. Em crianças, o quadro pode se agravar e levar à morte. Frequentemente, nesta fase, não há qualquer manifestação da doença, podendo passar desapercebida. Na fase crônica, muitos pacientes podem passar um longo período, ou mesmo toda a sua vida, sem apresentar nenhuma manifestação da doença, embora sejam portadores do protozoário. É nesse momento que podem aparecer os sintomas mais graves, como a cardiomegalia (aumento do coração), megacólon (aumento do intestino grosso), hepatomegalia (aumento do fígado), esplenomegalia (aumento do baço) entre outros. O aumento desses órgãos deve-se à reprodução dos protozoários no interior das células, deixando cicatrizes (ninhos reprodutivos) que são acumulativas. A fase aguda é caracterizada pelo início súbito de evolução rápida e curta duração, já doença crônica apresenta uma progressão lenta e duração prolongada.

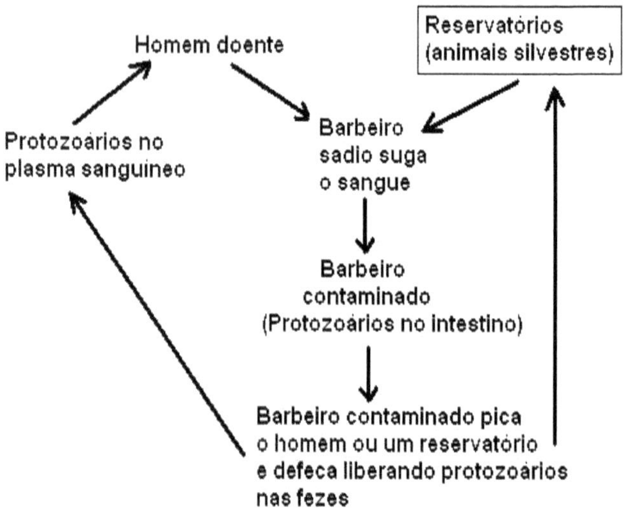

Ciclo de vida do *Tripanosoma cruzi*

Diagnóstico

Na fase aguda da doença de Chagas, os parasitas no sangue podem ser detectados apenas através de métodos parasitológicos diretos, onde os parasitas são identificados diretamente no exame de sangue do paciente, pela visualização ao microscópio. E também podem ser empregados métodos parasitológicos indiretos, como xenodiagnóstico e hemocultura. Os testes sorológicos são utilizados com frequência no diagnóstico da fase crônica e têm como base a detecção de imunoglobulinas específicas contra o parasita.

Tratamento

As drogas existentes hoje são eficazes apenas na fase inicial da enfermidade e podem matar os parasitas, entretanto, na fase mais grave com danos provocados não podem ser corrigidos, daí a importância da sua descoberta precoce. Portanto, deve ser iniciado assim que for feito o diagnóstico, sendo normalmente realizado com o uso de Benznidazol, que é um medicamento antiparasitário oferecido pelo SUS e que atua diretamente no *T. cruzi.* De forma geral, o tratamento é feito com 2 a 3 doses do medicamento por dia, durante 60 dias seguidos. A dose deve ser orientada pelo clínico geral ou infectologista e, geralmente, varia de acordo com a idade e peso do paciente.

Profilaxia

A prevenção é baseada principalmente em medidas de controle ao "barbeiro", impedindo a sua proliferação nas moradias e em seus arredores. As atividades de educação em saúde devem estar inseridas em todas as ações de controle, bem como, as medidas a serem tomadas pela população local, tais como: melhorar a habitação, através de reboco e eliminação de rachaduras e frestas nas paredes; evitar morar em casas de pau-a-pique ou sapê; usar telas em portas e janelas; impedir a permanência de animais no interior da casa; evitar entulhos no interior e nos arredores da casa; construir galinheiro, paiol, tulha, chiqueiro, depósitos, afastados das casas e mantê-los limpos; retirar ninhos de pássaros dos beirais das casas; fazer limpeza periódica nas casas e em seus arredores; consumir alimentos pasteurizados; campanhas educativas sobre a doença.

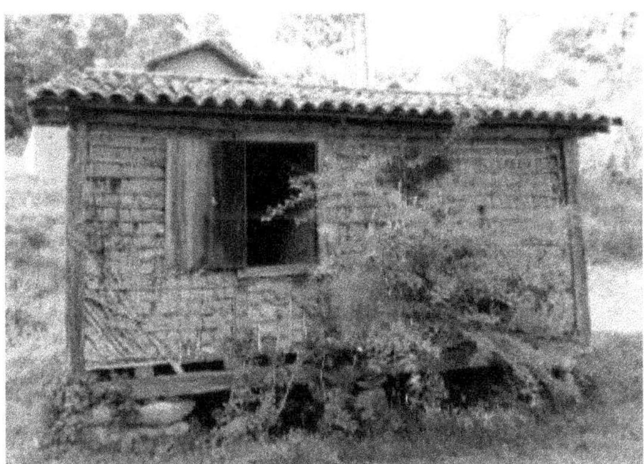

Pau a pique, também conhecido como taipa é uma técnica de construção antiga e artesanal com a utilização de materiais locais, que consiste no entrelaçamento de madeiras fixadas no solo, com vigas horizontais, amarradas entre si por cipós, dando origem a um grande painel perfurado que, após ter os vãos preenchidos com barro, transforma-se em parede.

Observação sobre os tripanosomos

Esses parasitas eram conhecidos desde 1841 através do trabalho de Gustav Valentin, professor da Universidade de Berna, que os encontrou em trutas. Em 1843, David Gray descreveu pela primeira vez um tripanossomo descoberto em sangue de rã o *T. sanguinis*. Em 1880, Griffith Evans descobriu o *T. evans*, agente da doença fatal que acometia cavalos e camelos conhecidos como "surra". Entre 1895 e 1896, David Bruce verificou que os tripanossomos *T. rucei* eram agentes da doença conhecida como "magana", uma doença que afeta equídeos e outros animais. No início do século XX, é descoberto o *T. brucei gambiense*, causador da tripanossomíase africana ou doença do sono, que acomete a população africana. No Brasil Adolfo Lutz na década de 1890, quando em seus estudos sobre hematozoários observou a ocorrência desses protozoários em ratos e rãs. Em 1908, Carlos Chagas encontra uma nova forma de tripanossomo ao analisar o sangue do sagui *Callithrix penicilina*, descrevendo-o como *T. minassense*. Outro tripanossomo de macaco sul-americano tinha sido descoberto por Herbert von Berenberg-Gossler enquanto procurava parasitos da malária no macaco amazônico *Brachyurus calvos* nome popular cacharão. A esta nova espécie, Berenger-Gosset denominou *T. prowazeki* em homenagem ao protozoologista tcheco Salinas von Provasse. Carlos Chagas pesquisava o inseto *Triatoma infestam* nome popular barbeiro e ao examinar esse inseto, Chagas encontrou numerosos protozoários flagelados. Chagas enviou esses insetos parasitados para serem analisados por Oswaldo Cruz o que o levou a descrevê-la como uma espécie nova, a qual Carlos Chagas denominou *Trypanosoma cruzi* em homenagem ao seu colega Oswaldo Cruz. Em 17 de dezembro de 1908, logo após a publicação no Brasil-Médico, as novas espécies de tripanossomos descritas por Chagas foram enviadas para o *Archiv für Schiffs- und Tropen-Hygiene*, tendo sido publicadas no primeiro número de 1909. Em 1909 o pesquisador alemão Friedrich Klein e publicou o desenvolvimento do *T. brucei gambiense*, o agente da tripanossomíase humana africana na mosca, provando que o parasito estava presente nas moscas glossinas por um período mínimo antes de causar infecção. Kleine mostrou ainda que somente as formas metacíclicas nas glândulas salivares do inseto eram infecciosas. Logo após o trabalho de Kleine, Carlos Chagas vai identificar no mesmo local (Lassance) onde encontrou os percevejos infectados, uma jovem infectada por *T. cruzi* e assim comprovar a patogenicidade do protozoário por ele descoberto no percevejo, em sua busca por parasitas em animais selvagens levou-o eventualmente à descoberta de um outro novo tripanossomo *T. minasense* em uma espécie endêmica de símio sul-americano e patogênica para o homem também.

Doença do sono

Inflamação que afeta o sistema nervoso central fazendo com que o paciente tenha diversas dificuldades neurológicas e podendo entrar em coma e até mesmo levá-lo a óbito. É provocada por dois protozoários flagelados do mesmo gênero do que provoca a doença de Chagas, mas de espécies diferentes, o *Trypanosoma gambiense,* que causa uma infecção crônica e é mais comum; e o *Trypanosoma rhodesiense,* mais raro e causador de uma infecção aguda. Esses dois parasitas utilizam as moscas hematófagas tsé-tsé do gênero *Glossina* como hospedeiro e vetor.

Existem três grupos desta mosca, todas hematófilas. É encontrada desde o lago Chade e do Senegal, ao oeste, até o lago Vitória, ao leste. Esta região é banhada pelo Rio Congo e seus afluentes, sendo conhecida como Coração Verde do Continente Africano. A umidade do local favorece o aparecimento de insetos das mais diversas espécies.

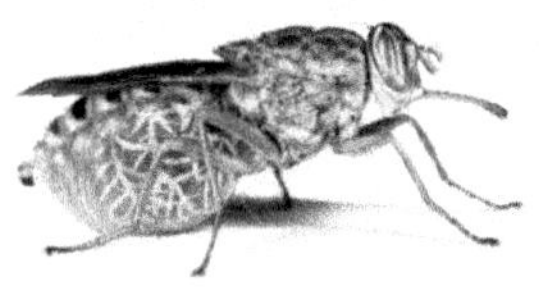

Mosca Tsé-tsé

Contágio

A transmissão ocorre da picada da mosca. Pode, também, ocorrer transmissão de mãe para filhos ou mesmo por meio de agulhas infectadas.

Sintomas

Inicialmente, os pacientes são assintomáticos e com a disseminação pelo organismo, pode apresentar sintomas, como: Febre, dor de cabeça, articulações sensíveis e coceira no corpo. Em seguida, conforme a doença avança, outros sintomas podem surgir, como: Convulsões, mudança de humor, agressividade, confusão mental, fraqueza, ansiedade e dificuldades de equilíbrio e de coordenação motora. A pessoa vai ficando sonolenta preferindo dormir de dia ao invés da noite, dai o termo “doença do sono”.

Diagnóstico

É feito através da realização de exames de sangue para verificar a presença de anticorpos na corrente sanguínea produzidos contra o parasita responsável pela doença. Além disso, pode ser indicada a realização de hemograma para verificar se existem alterações indicativas de infecção, sendo verificado nesse caso a presença de alterações indicativas de anemia e monocitose. Em alguns casos, principalmente nos casos em que a pessoa já apresenta sintomas do estágio meningo-encefalítico, o médico pode recomendar a coleta de medula óssea por meio da punção lombar para que seja verificado se há sinais do parasita no local, assim como para fazer a contagem das células de defesa no líquor, que é o líquido que circula no sistema nervoso.

Tratamento

Depende da idade da pessoa e do grau de evolução da doença, sendo que se tratada antes de afetar o sistema nervoso central os medicamentos utilizados são menos agressivos, como pentamidina ou suramina. Entretanto, se a doença está mais avançada, é necessário usar medicamentos mais fortes e com mais efeitos colaterais, como melarsoprol, eflornitina ou nifurtimox, que devem ser administrados no hospital. Este tratamento deve ser mantido até que o parasita seja completamente eliminado do organismo e, por isso, deve-se repetir os exames de sangue e outros fluídos corporais para garantir que o parasita foi completamente eliminado. Depois disso, é necessário manter uma vigilância de 24 meses, observando os sintomas e fazendo exames regulares, para garantir que a doença não volte.

Profilaxia

A doença atinge áreas rurais de 36 países da África Subsaariana e não ocorre no Brasil, mas pode afetar pessoas que visitam estes países, portanto, a prevenção envolve maior cuidado e atenção ao visitar as áreas onde a doença é endêmica. É recomendado usar roupas grossas e que cubram bem o corpo, como blusas de manga cumprida, além do uso de repelentes.

Giardíase

Doença infecciosa intestinal causada pelo protozoário flagelado *Giardia lamblia* que pode afetar humanos e muitos animais, como cães e gatos. Como o parasita sobrevive bastante tempo fora do organismo, a contaminação é frequente, portanto, geralmente, a giardíase é mais comum em áreas com poucos recursos sanitários e controle da qualidade da água.

O parasita se liga ao epitélio por meio de um disco adesivo ventral ou ventosa, e se reproduz assexuadamente por divisão binária. A giardíase não se espalha pela corrente sanguínea, nem se espalha para outras partes do trato gastrointestinal, mas permanece confinada à luz do intestino delgado. *Giardia* possui uma membrana externa que permite se manter viva, mesmo fora do corpo do hospedeiro, e que pode torná-la tolerante à desinfecção com cloro. Os trofozoítos de *Giardia* absorvem nutrientes no intestino e são anaeróbios.

Existe a citação de que a primeira vez que a *Giardia* foi observada foi em 1681 por Anton van Leeeuwenhoek, entretanto, foi o médico Velém Dusan Lambl em 1859 que descreveu as características desse protozoário e o gênero foi descrito em 1882 por Kunstler observando a presença desses protozoários no intestino de girinos.

Contágio

A contaminação é realizada quando uma pessoa ou animal com o parasita alojado no intestino elimina alguns cistos por meio das fezes que chegam à água ou alimentos. Dessa forma, pessoas ou animais sadios ingerem os cistos, o que é chamado de transmissão fecal-oral.

Sintomas

O mais comum é que a infecção intestinal (intestino delgado) não provoque sintomas ou então que eles sejam leves, mas, em alguns casos, o indivíduo contaminado apresenta sintomas gastrointestinais. Entre eles, estão: Diarreia aguda (com duração de poucos dias) ou crônica (podendo permanecer por semanas); dores e cólicas abdominais; barriga inchada (gases); fezes de aspecto gorduroso; náuseas ou vômitos; perda de peso e desnutrição. Em casos de diarreia crônica, o paciente pode levar meses para controlar os sintomas. Nesses casos, aumentam os riscos de perda de peso e desidratação.

Diagnóstico

Para se confirmar geralmente o diagnóstico da giardíase é pode exame de fezes, identificando os cistos nas fezes ou através de pesquisas de antígenos do microorganismo que são colhidos do duodeno ou das fezes do paciente, podendo também em alguns casos especiais, lançar mão da biópsia desse órgão.

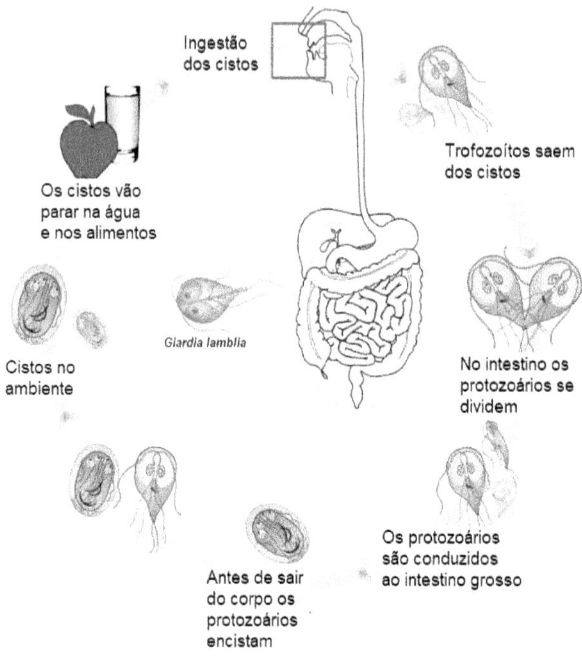

Ciclo de vida da *Giardia lamblia*

Tratamento

Tem dois objetivos: eliminar os sintomas nos pacientes sintomáticos e interromper a eliminação dos cistos pelas fezes, quebrando a cadeia de transmissão. Os remédios mais indicados são: Tinidazol (Pletil), Secnidazol (Secnidal), Metronidazol (Flagyl), Nitazoxanida (Annita), Albendazol (Zolben, Zentel) e Mebendazol (Pantelmin).

Profilaxia

Pode ser prevenida com algumas precauções do dia a dia. Alguns exemplos são: Lavar bem os alimentos antes do consumo, principalmente frutas e verduras; lavar bem as mãos com regularidade, principalmente depois de usar o banheiro ou manusear fraldas; beber sempre água tratada e tratar cães e gatos que possam estar contaminados.

Leishmaniose

É uma doença provocada por protozoários flagelados do gênero *Leishmania*. Apresenta diversas formas de manifestações, de acordo com a espécie de parasita que infecta o organismo, apresentando formas que atingem somente a pele (Leishmaniose cutânea ou Botão do Oriente), pele e mucosas (Leishmaniose tegumentar americana ou cutâneo-mucosa) e órgãos internos (Leishmaniose visceral, Calazar, febre dundun ou doença do cachorro). A Leishmaniose tegumentar americana é a forma mais comum nas Américas e no Brasil. A leishmaniose visceral é uma zoonose que afeta o homem além de outros animais. A transmissão ocorre, no Brasil, pela picada de mosquitos flebotomineos do gênero *Lutzomya* spp. A doença pode acometer mamíferos silvestres e domésticos. Os cães e roedores são os reservatórios primários do agente, sendo os cães considerados um dos principais reservatórios, por conta da sua proximidade com o ser humano.

Aproximadamente 53 espécies já foram descritas para o gênero *Leishmania* (desconsiderando as sinonímias), dessas, 31 são capazes de parasitar mamíferos e cerca de 20 já foram incriminados como patógenos humanos. A taxonomia de *Leishmania* inicialmente era feita utilizando-se parâmetros simples como distribuição geográfica, vetores, trofismo, propriedades antigênicas, sintomatologia em humanos e desenvolvimento no vetor e em meios de cultura. Entretanto, esses critérios se mostraram frequentemente inadequados. Com o avanço das técnicas moleculares, características bioquímicas, genéticas e imunológicas passaram a ser consideradas para a identificação das espécies e estabelecimento das relações filogenéticas, porém as definições de espécies e subespécies, assim como seus agrupamentos em complexos, está sempre em constante revisão. Desta forma, podemos considerar que o gênero *Leishmania* foi descrito por Ross em 1903 e incluída na família trypanosomídae por Doflein em 1901.

Gaspar Vianna foi quem descreveu o agente patológico da leishmania tegumentar no Brasil, ao qual batizou de *Leishmania brasiliensis*, depois de uma discussão intensa no meio científico questionando que se tratava de uma espécie diferente das já então conhecidas. O vetor da leishmaniose é um mosquito palha do gênero *Lutzomyia* consistindo de quase 400 espécies, sendo que pelo menos 33 delas têm importância médica como vetores de doenças humanas. Espécies do gênero *Lutzomyia* são encontradas apenas no Novo Mundo, distribuídas em áreas do sul da América do Norte e em toda a zona neotropical.

Os agentes etiológicos das leishmanioses podem envolver algumas espécies, sendo as principais na transmissão da leishmaniose tegumentar no Brasil a *Leishmania braziliensis*, *Leishmania amazonensis* e *Leishmania guyanensis. Em relação à leishmaniose visceral, o agente etiológico Leishmania chagasi.*

> *Muitas vezes citada como agente etiológico da leishmania visceral, a* *Leishmania donovani* é o agente etiológico da leishmaniose visceral do Velho Mundo. Essa espécie foi descrita em 1903 por Alphonse Laveran e Félix Mesnil como *Piroplasma donovani*. No mesmo ano, Ronald Ross reclassificou para *Leishmania donovani*.

Contágio

A leishmânia é transmitida ao homem (e também a outras espécies de mamíferos) por mosquitos vetores ou transmissores do gênero *Lutzomyia*. A transmissão acontece quando uma fêmea infectada passa o protozoário a uma vítima, enquanto se alimenta de seu sangue.

> *Os flebotomíneos são pequenos insetos voadores, de cor amarelada. No Brasil, são conhecidos por diferentes nomes de acordo com sua ocorrência geográfica, como tatuquira, mosquito palha, asa dura, asa branca, cangalhinha, birigui, anjinho, entre outros.*

Apesar de grave, a Leishmaniose visceral tem tratamento para os humanos. Ele é gratuito e está disponível na rede de serviços do Sistema Único de Saúde (SUS). Os medicamentos utilizados atualmente para tratar a doença não eliminam por completo o parasito nas pessoas e nos cães, no entanto, no Brasil o homem não tem importância como reservatório, ao contrário do cão, que é o principal reservatório do parasito em área urbana. Nos cães, o tratamento pode até resultar no desaparecimento dos sinais clínicos, porém eles continuam como fontes de infecção para o vetor, e, portanto um risco para saúde da população humana e canina. Neste caso, eutanásia é recomendada como uma das formas de controle da Leishmaniose visceral, mas deve ser realizada de forma integrada às demais ações recomendadas pelo Ministério da Saúde.

Até pouco tempo, como descrito acima, o destino de cães doentes era o sacrifício, mas é interessante destacar que até havia remédios para a doença, mas uma determinação de 1953 proibia o uso desses medicamentos em cães. A justificativa é que esses fármacos poderiam tornar o protozoário da Leishmania mais resistente, dificultando o tratamento em seres humanos. Somente a partir de 2018, graças a um medicamento de uso exclusivo nos pets, a Leishmaniose deixou de ser uma doença com morte obrigatória do animal. Ainda assim, é importante que o animal seja acompanhado de perto por um veterinário durante toda sua vida, já que o tratamento de Leishmaniose canina continua não eliminando completamente o parasita. No entanto, impede a progressão da doença e diminui a carga do protozoário, fazendo com que o cachorro deixe de ser um transmissor.

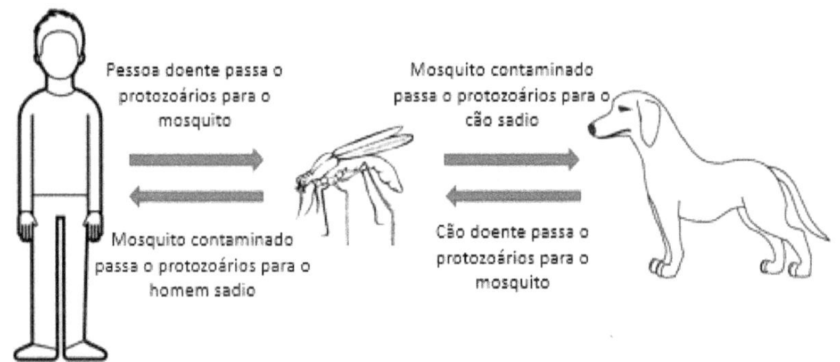

Esquema simplificado do ciclo de vida do protozoário

Sintomas

As espécies de Leishmania vivem e se multiplicam no interior das células que fazem parte do sistema de defesa do indivíduo, chamadas macrófagos. A leishmaniose tegumentar causam lesões na pele, mais comumente ulcerações (feridas) e, em casos mais graves, atacam as mucosas do nariz e da boca. Já a leishmaniose visceral, como o próprio nome indica, afeta as vísceras (órgãos internos), sobretudo fígado, baço, gânglios linfáticos e medula óssea, podendo levar à morte. Os sintomas incluem febre, emagrecimento, anemia, hepatomegalia (aumento do fígado) e Hesplenomegalia (aumento do baço), hemorragias e imunodeficiência.

Geralmente a morte não é provocada pelos protozoários e sim por bactérias oportunístas (principalmente pneumonias) ou manifestações hemorrágicas.

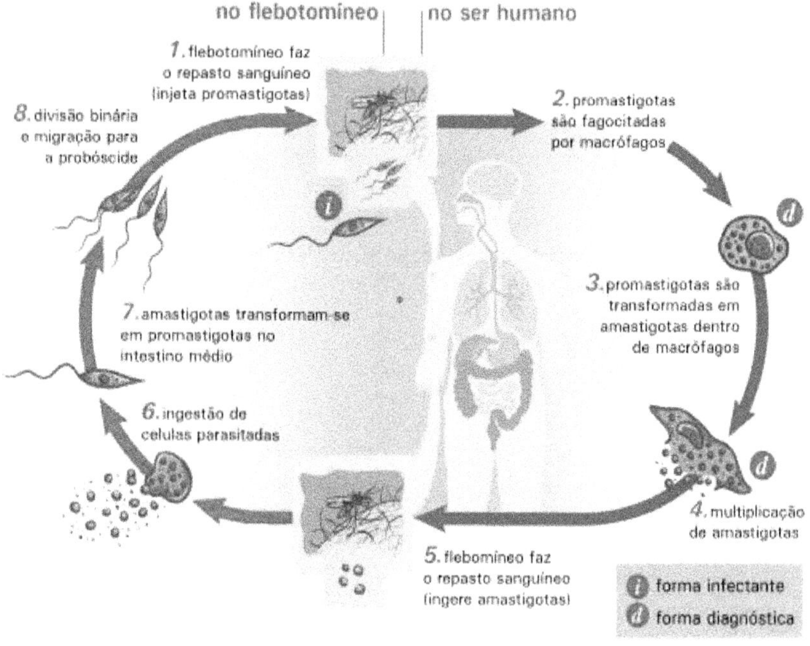

Esquema evidenciando a ação e fases do protozoário no corpo humano e no mosquito

Diagnóstico

No caso da leishmaniose tegumentar, o médico irá avaliar o paciente e os sinais e sintomas da doença, como as feridas na pele ou dentro do nariz. O médico poderá pedir exames de laboratório para confirmar o diagnóstico. Os exames podem ser feitos por meio de raspagem da "ferida", ou de biópsia da "ferida" com anestesia local. No caso da leishmaniose visceral, o paciente geralmente apresenta febre com duração de mais de uma semana. O médico vai examinar o paciente e verificar se existe aumento do baço ou do fígado e pedir exames para verificar se existe anemia junto com diminuição de outros componentes do sangue (leucócitos e plaquetas). Existe também exame de sangue específico para confirmar a leishmaniose visceral, que é realizado quando a pessoa tem esses sinais e sintomas. Em alguns casos, pode ser necessário fazer outros exames para confirmar a leishmaniose visceral.

Tratamento

Pode ser feito com medicamentos para eliminar o parasita, como antimoniato de meglumina, anfotericina B, pentamidina e pentoxifilina, que são indicados pelo médico de acordo com o tipo e gravidade da doença.

Profilaxia

Segundo a Fiocruz, não há vacina contra as leishmanioses humanas. As medidas mais utilizadas para a prevenção da doença se baseiam no controle de vetores e dos reservatórios, proteção individual, diagnóstico precoce e tratamento dos doentes, manejo ambiental e educação em saúde. As principais orientações são o uso de repelentes, evitar os horários e ambientes onde esses vetores possam ter atividade, a utilização de mosquiteiros de tela fina e, dentro do possível, a colocação de telas de proteção nas janelas. Outras medidas importantes são manter sempre limpas as áreas próximas às residências e os abrigos de animais domésticos; realizar podas periódicas nas árvores para que não se criem os ambientes sombreados; além de não acumular lixo orgânico, objetivando evitar a presença mamíferos próximos às residências, como marsupiais e roedores, que são prováveis fontes de infecção.

Atualmente, existe uma vacina contra leishmaniose visceral canina em comercialização no Brasil. O seu uso está restrito à proteção individual dos cães e não como uma ferramenta de Saúde Pública. A vacina está indicada somente para animais assintomáticos com resultados sorológicos não reagentes para leishmaniose visceral.

Malária

A malária é causada pela picada do mosquito fêmea do gênero *Anopheles* infectado pelo protozoário esporozoário do gênero *Plasmodium*. Esses parasitas precisam passar por dois hospedeiros, o homem e o mosquito para completarem seu ciclo de vida.

A malária também pode ser denominada de Impaludismo, paludismo, febre palustre, febre intermitente, febre terçã benigna, febre terçã maligna, além de nomes populares como maleita, sezão, tremedeira e batedeira.

Sinais obtidos em fósseis antigos indicam que a malária originou-se na África, especificamente na África Sub-Saariana e se disseminou pelo mundo e, provavelmente, invadiu o território americano nos navios dos descobridores. No Brasil, a região norte é a área mais sujeita à transmissão da doença, especialmente depois que o homem invadiu o habitat natural do mosquito. Essa doença só foi descrita no século 5 a.C. onde Hipócrates descreveu-a pormenorizadamente. Antes dele, a moléstia era atribuída ao castigo dos deuses ou aos maus espíritos.

O protozoário que provoca a malária, é tão antigo ou mais antigo do que o homem na Terra, e a doença já faz parte da história da humanidade. Acredita-se que a malária tenha sido responsável pelas febres que acometiam os trabalhadores que construíram as pirâmides, aqueles que trabalhavam nas plantações de arroz no rio Nilo e a causa da morte de vários faraós do Egito. Segundo consta, Cleópatra teve malária e Alexandre Magno morreu por causa dessa doença.

A malária foi importantíssima e decisiva em vários conflitos bélicos. Como exemplo, na Guerra de Secessão dos Estados Unidos, apesar da carnificina que marcou a luta entre os ianques e a população do sul, dois terços das mortes foram causados pela malária e, no Vietnã, o número de americanos que tiveram a doença foi tão grande que os Estados Unidos foram obrigados a construir Pattaya, uma cidade balneária na Tailândia, para enviar os doentes para se recuperarem da doença.

*O nome malária deriva de "*mal aire*" ("mau ar" em italiano) surgiu no século 18, porque se acreditava que a causa da enfermidade estivesse no ar insalubre de certas regiões pantanosas. Foi só no final do século 19, começo do século 20, que se descobriu o papel dos insetos na transmissão do protozoário e os sintomas que provoca no organismo infectado.*

Em 1880 ocorreu o primeiro progresso significativo na investigação científica da malária, data em que Charles Louis Alphonse Laveran, um médico francês que trabalhava no hospital militar de Constantina na Argélia, observou pela primeira vez os parasitas no interior dos glóbulos vermelhos de pessoas infectadas.

Em abril de 1894, Patrick Manson e o médico escocês Ronald Ross iniciam uma colaboração ao longo de quatro anos, a qual culminaria em 1898 no momento em que Ross, que trabalhava no hospital geral de Calcutá, demonstra o ciclo de vida completo do parasita da malária nos mosquitos, provando que o mosquito é o vetor da malária em humanos ao mostrar que determinadas espécies de mosquitos transmitem malária às aves. Ross isolou parasitas de malária a partir das glândulas salivares dos mosquitos que se tinham alimentado de aves infectadas. As descobertas de Finlay e Ross foram confirmadas em 1900 por uma comissão médica presidida por Walter Reed, cujas recomendações foram implementadas durante a construção do canal do Panamá. Esta estratégia pioneira salvou a vida a milhares de trabalhadores e ajudou a definir os métodos usados em futuras campanhas de saúde pública contra a doença.

Os agentes etiológicos da malária

Existem mais de cem protozoários plasmódios, mas a maioria só parasitam animais, como os macacos, aves e roedores. No homem, só quatro espécies produzem a doença: *Plasmodium falciparum, Plasmodium vivax, Plasmodium malariae* e *Plasmodium ovale*. A forma de malária provocada pelo *P. vivax* é a mais frequente e ocorre na maior parte do mundo; pelo *P. falciparum* predomina na África onde é responsável por grande número de casos fatais. Já a malária provocada pelo *Plasmodium malariae* é menos grave.

Contágio

O vetor da malária é o mosquito-prego do gênero *Anopheles*, bem parecido com o pernilongo comum. A espécie mais comum é chamada de *A. darlingi* e possui o hábito de picar as pessoas principalmente ao entardecer e quando está amanhecendo.

> *Nos mosquitos, quem pica os animais são as fêmeas porque precisam de sangue na alimentação para garantir o amadurecimento e a postura dos ovos.*

Portanto, a transmissão comum da malária ocorre através do vetor contaminado. Apesar de ser pouco frequente, a transmissão da malária também pode acontecer por meio de transfusão de sangue contaminado, compartilhamento de seringas contaminadas ou acidentes em laboratório.

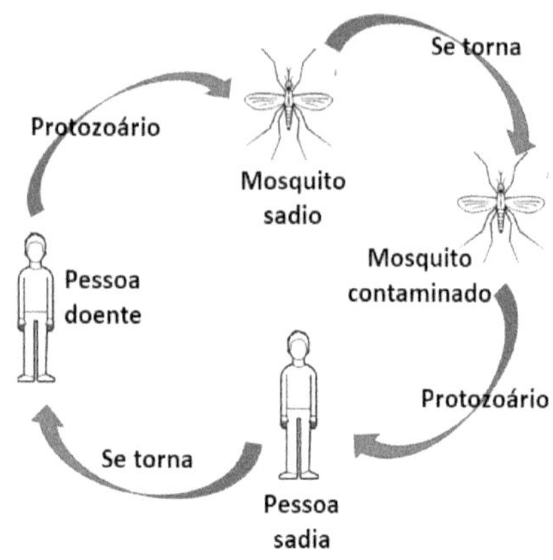

Esquema simplificado do ciclo de vida do plasmódio

Analisando o ciclo acima podemos observar que existem dois hospedeiros o homem e o mosquito, portanto, é um ciclo heteróxeno ou digenético. O mosquito é o hospedeiro definitivo porque nele é que ocorre a reprodução sexuada dos protozoários (veremos a seguir) e o homem é o hospedeiro intermediário, nele só ocorre a reprodução assexuada do protozoário.

> *Ainda considerando o vetor, ao contrário do Aedes aegypti que transmite a dengue e vive próximo das habitações humanas, o Anopheles vive nas matas e são os homens que invadem o seu habitat. Os mosquitos precisam de sangue para se alimentarem, portanto, picam os invasores e a transmissão da malária ocorre.*

Sintomas

Os sintomas da malária são febre alta, calafrios, tremores, sudorese, dor de cabeça (que podem ocorrer de forma cíclica) e uma anemia progressiva devido à quebra das hemácias. Há pessoas que, antes de apresentarem tais manifestações, sentem náuseas, vômitos, cansaço e falta de apetite. A febre deve-se à resposta do nosso organismo contra as toxinas (hemozoínas) liberadas na circulação quando as hemácias quebram. As hemácias quebram devido à intensa reprodução dos protozoários no seu interior.

Como temos por referência no Brasil três espécies, essas se manifestam de forma diferente (tempo de reprodução no interior das hemácias) e, portanto, podem apresentar sintomas distintos. O *Plamodium vivax* possui um ciclo reprodutivo mais curto de cerca de 48 horas, desta forma, o doente terá liberação de hemozoínas no sangue a cada 48 horas e, consequentemente, a crise de febre, sendo denominado o ciclo de febre terçã benígna. O *Plamodium malariae* possui um ciclo de 72 horas, portanto, a pessoa doente terá febre a cada 72 horas, tendo o ciclo denominado de febre quartã. Já o *Plasmodium falciparum* possui um ciclo reprodutivo variado de 24 a 72 horas provocando febres com ciclos variados, tendo o ciclo denominado de febre terçã malígna. O termo maligno deve-se ao fato de o paciente sofrer mais com a ação dessa espécie e, consequentemente, correr riscos de quadro grave.

> *O Espírito Santo é um dos estados da região fora da amazônia que mais registra casos de malária, em fragmentos de Mata atlântica. Nos últimos anos o agravo tem apresentado grande impacto epidemiológico, principalmente devido à ocorrência de surtos devido a presença dos vetores Anopheles. No ES, de 2011 a 2020 foram 596 casos confirmados de malária, com a ocorrência de 43 internações e 05 óbitos, provocados por P. vivax. Em 2018, durante os meses de julho a setembro foram registrados surtos de Malária em 2 municípios da região Central-Norte (Barra de São Francisco e Vila Pavão). Destaca-se que foi provocado pela espécie P. falciparum, que não é comum no Espírito Santo e causa a forma mais grave da doença*

Ciclo de vida simplificado do protozoário:

1. O mosquito contaminado pica o homem sadio e introduz, junto com sua saliva, os esporozoitos.
2. Os esporozoitos na circulação humana vão para as células do fígado e se reproduzem assexuadamente (RA) por esquizogonia.
3. Depois de um certo tempo saem do fígado e migram para a circulação, passado a se chamar merozoitos.
4. Os merozoitos entram nas hemácias e se reproduzem por esquizogonia (RA).

5. As hemácias quebram liberando novos merozoitos que entram em novas hemácias e liberam toxinas (hemozoínas) no sangue provocando os sintomas.
6. Alguns merozoitos entram nas hemácias e não se reproduzem, passando a serem chamados de gametócitos.
7. Um mosquito sadio, para se alimentar, suga o sangue desse homem e os gametócitos conseguem sobreviver no seu trato digestivo.
8. Os gametócitos unem-se aos pares formando o zigoto (reprodução sexuada - RS) que se fixa na parede do estômago.
9. O zigoto se reproduz por esporogonia, originando os esporozoitos que migram para a glândula salivar do mosquito.
10. Agora o mosquito está contaminado e pode iniciar um novo ciclo.

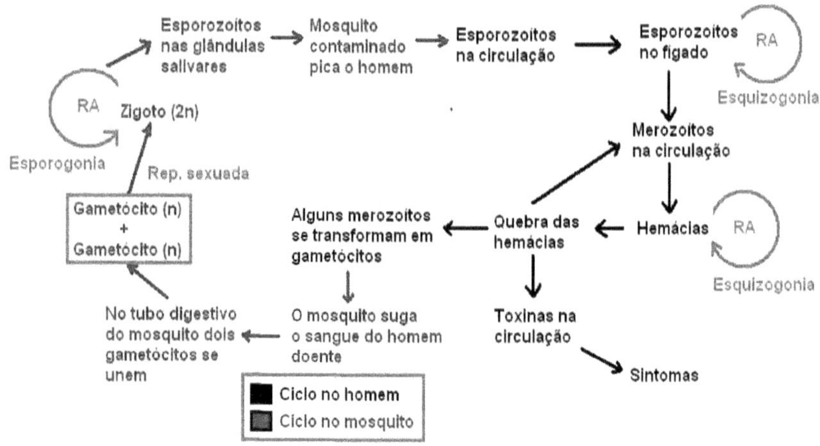

Esquema do ciclo de vida simplificado do *Plasmodium*

Diagnóstico

A recomendação da Organização Mundial da Saúde (OMS) é que o diagnóstico dos pacientes com suspeita de malária se dê por meio de exames parasitológicos por microscopia ou de testes rápidos de diagnósticos. O diagnóstico precoce é essencial para o bom prognóstico do paciente e depende da suspeição clínica.

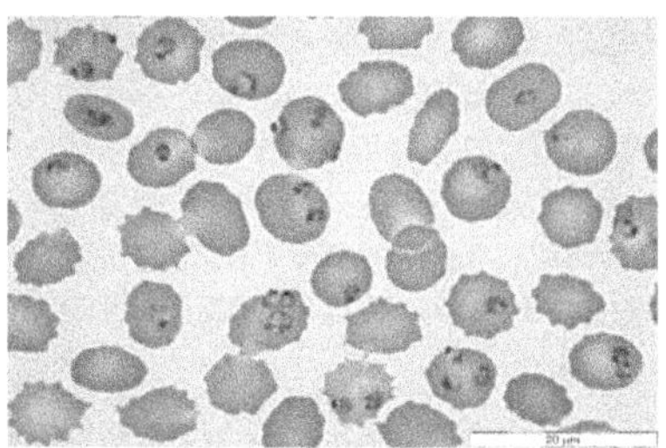

Observação em microscópio dos merozoitos no interior das hemácias

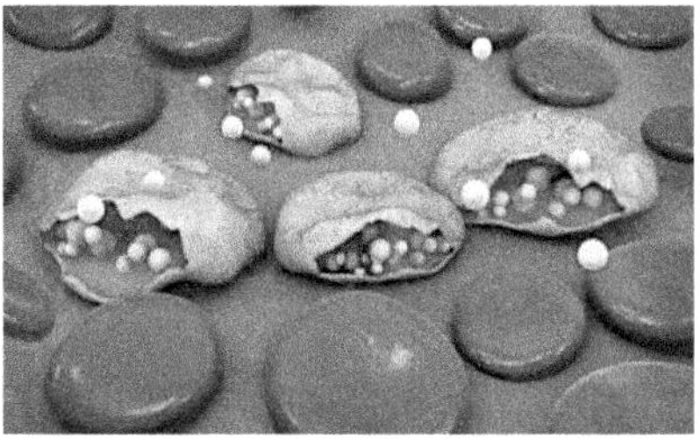

Ilustração evidenciando os merozoitos sendo liberados do interior das hemácias

Tratamento

Os medicamentos para malária são específicos para a fase em que se encontra a espécie de plasmódio. Para a *P. Vivax* e *P. malariae*, o tratamento é feito com comprimidos de cloroquina, objetivando interromper o ciclo do parasita no sangue, eliminando os sintomas da doença. O tratamento para a *P. falciparum* é realmente o maior desafio, porque desde a década de 1960 esse parasita tem-se mostrado resistente à cloroquina. Atualmente, o tratamento consiste na associação de artemisinina com lumefrantina ou mefloquina. O quinino, pode ser utilizado associado a um antibiótico, a doxiclina.

> *A quinina é um alcalóide com propriedades antitérmicas, antimaláricas e analgésicas. A substância, extraída da casca de uma planta sul-americana conhecida como Quina ou Chinchona, permitiu, desde meados do século XIX, o desenvolvimento de uma terapia mais precisa no tratamento da doença.*

Profilaxia

Segundo o Ministério da Saúde, entre as principais medidas de prevenção individual da malária estão formas de evitar o contato como mosquitos: uso de mosquiteiros; roupas que protejam pernas e braços; telas em portas e janelas; uso de repelentes. Já as medidas de prevenção coletiva contra malária são: borrifação de inseticidas residual intradomiciliar; uso de mosquiteiros impregnados com inseticida de longa duração; drenagem e aterro de criadouros; pequenas obras de saneamento para eliminação de criadouros do vetor; limpeza das margens dos criadouros; modificação do fluxo da água; controle da vegetação aquática; melhoramento da moradia e das condições de trabalho e uso racional da terra.

Ainda segundo o Ministério da Saúde, não existe vacina contra a malária no Brasil. A vacina disponível serve apenas para alguns países africanos com alta transmissão de malária por *Plasmodium falciparum* e é exclusiva para crianças. Algumas substâncias capazes de gerar imunidade para a malária estão sendo estudadas no Brasil e no mundo, mas os resultados encontrados ainda não são satisfatórios para implantação da vacinação como medida de prevenção da malária.

A dificuldade para se criar uma vacina eficiente contra a malária está diretamente ligada a complexidade genética do protozoário. Para fins de comparação, o *P. falciparum* tem mais de 5 mil genes enquanto o Sars-CoV-2, o vírus da Covid-19, tem apenas 12. Como observado, os protozoários que provocam a malária têm um ciclo de vida complexo, envolvendo várias fases morfológicas e mudanças do ambiente no corpo humano, adotando várias maneiras de escapar do sistema imunológico do hospedeiro, sendo um grande desafio para os pesquisadores encontrar um alvo para desenvolver a vacina.

Toxoplasmose

Doença infecciosa, congênita ou adquirida, causada pelo protozoário esporozoário *Toxoplasma gondii*, facilmente encontrado na natureza, sobretudo nas regiões de clima temperado e tropical. Trata-se de um parasita intracelular que pode infectar pássaros, roedores, animais silvestres e um número grande de mamíferos (bovinos, suínos, caprinos, ovinos), inclusive os seres humanos de todas as idades. Os principais hospedeiros são os felinos (gatos), onde parasitam o intestino e os cistos são liberados nas suas secreções (fezes, saliva, etc).

> *Os cães não são transmissores dos cistos dos protozoários, apenas felinos. Os cães podem pegar toxoplasmose da mesma forma que os humanos e com as mesmas consequências.*

Alfonso Splendore (médico italiano com atuação no Brasil), em 1908 foi o primeiro a observar o *Toxoplasma gondii*, parasita que provoca a toxoplasmose. Os primeiros a descrever o organismo foram Charles Nicolle e Louis Manceaux em 1908. Em 1937, foi demonstrada a evidência de que o T. gondii é um parasita intracelular obrigatório, isto é, ele só se multiplica no interior de células do animal infectado. Em 1941 foi confirmada a transmissão de mãe para filho durante a gravidez. E somente nos anos 1970 desvendou-se o ciclo de vida desse protozoário, do qual o gato é hospedeiro definitivo. Outros animais de sangue quente, entre eles o ser humano, são hospedeiros intermediários.

O *Toxoplasma Gondii* foi descoberto em 1908 por Splendore, em coelhos, no Brasil, e logo depois por Nicolle & Manceaux no gondi, um roedor do norte da África. Charles Nicolle e Louis Manceaux foram os primeiros a descrever o organismo.

Contágio

A toxoplasmose não é contagiosa. Na grande maioria dos casos, a doença é adquirida por via oral, isto é, pela ingestão de carnes cruas ou mal cozidas de hospedeiros intermediários que contêm cistos do parasita, ou pelo consumo de água, frutas e verduras cruas que abriguem cistos do *protozoário*. O contágio pode ocorrer também pela manipulação de alimentos ou utensílios de cozinha (facas e tábuas, por exemplo) por ele contaminados. Essa doença também pode ser transmitida da mãe para o feto durante a gestação através da placenta (toxoplasmose congênita) ou de forma rara, por transfusão de sangue e pelo transplante de órgãos, se os doadores estiverem infectados.

Sintomas

Pode ser assintomática quando o sistema imunológico do hospedeiro estiver fortalecido, deixando o parasita inativo em tecidos do corpo. Alguns poucos, porém, podem apresentar sinais discretos da infecção semelhantes aos de um quadro viral comum, como dor no corpo e de cabeça, febre, cansaço e linfonodos inflamados. No entanto, se o sistema de defesa estiver debilitado, a infecção pelo *Toxoplasma gondii* pode espalhar-se pelo cérebro, coração, fígado, músculos, pulmões, olhos, ouvidos, etc. Nesses casos, merecem destaque os seguintes sintomas: Cefaleia (dor de cabeça), convulsões, encefalite, hepatomegalia, esplenomegalia, pneumonite, miocardite, ínguas, problemas oculares com lesões na retina e problemas auditivos. No caso de transmissão da mãe para o filho (congênita), depende muito do período de gestação e da possível ação do protozoário sobre o filho em desenvolvimento. No caso de uma mãe ser contaminada durante o período embrionário (até 3 meses) pode ocorrer danos sérios e até o abortamento. No período fetal, o feto pode crescer lentamente e nascer prematuro. Ao nascimento, recém-nascidos geralmente não têm sintomas, mas podem apresentar vários problemas, incluindo: microcefalia, inflamação no cérebro, hepatomegalia, esplenomegalia, miocardite e danos na visão que pode resultar em cegueira. Podem ocorrer problemas neurológicos graves como a deficiência intelectual.

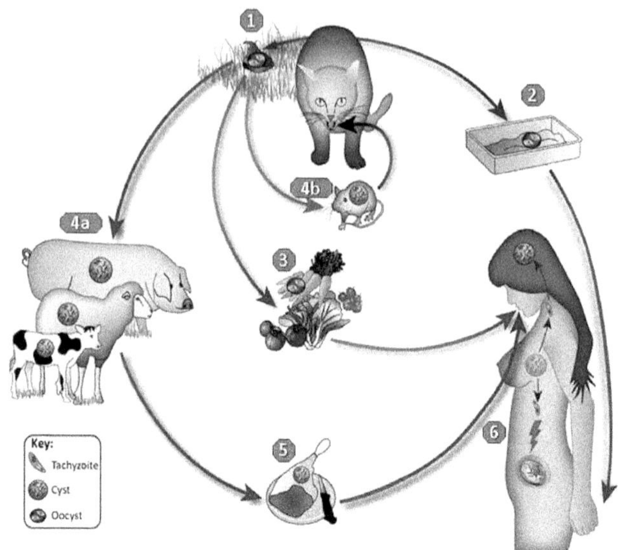

Ciclo de vida do *Taxoplasma gondii*

Fonte: https://www.eyeco.com.br/post/toxoplasmose-ocular

Ciclo de vida do protozoário

Os cistos são eliminados nas fezes de gato contaminado (1). Os cistos no ambiente podem ser ingeridos por pessoas (2) e podem chegar aos alimentos, na água (3) e serem ingerido por roedores (4b). Os alimentos e a água pode ser ingeridos pelas pessoas e os roedores serem ingeridos pelos gatos. Outros animais podem ingerir os cistos (4a). Na carne desses animais vivem os protozoários (5). A pessoa pode se contaminar ingerindo a carne malcozida desses animais (6).

Diagnóstico

É normalmente feito pela sorologia, ou seja, pela dosagem de anticorpos contra parasita. Ter IgM positivo para toxoplasmose significa que a doença foi adquirida muito recentemente (o IgM surge com apenas 1 semana de contaminação). Depois de mais ou menos 4 semanas, o corpo substitui o anticorpo IgM pelo anticorpo IgG, que é mais forte e mais específico contra a doença que ficará positiva pelo resto da vida.

Tratamento

Pessoas com toxoplasmose assintomática não precisam de nenhum tipo de tratamento. Ter o toxoplasma inativo no corpo não significa estar doente. O tratamento também não está indicado naqueles com sintomas discretos, tipo gripe fraca, que duram poucas semanas. O tratamento está indicado apenas nos casos sintomáticos, nos imunossuprimidos e nas grávidas. O esquema de primeira linha é feito com Pirimetamina com Sulfadiazina ou Pirimetamina e Clindamicina por 4 a 6 semanas.

Profilaxia

As principais formas de evitar a toxoplasmose é não ingerir carne crua ou malpassada nem vegetais *in natura*, se não tiver a certeza de que foram higienizados convenientemente. Se for retirar a casca, é fundamental lavar o alimento primeiro; lavar as mãos depois de ter lidado com carne crua ou mal cozida e vegetais; caprichar na higiene dos utensílios de cozinha (facas, tábuas, colheres, escorredores), utilizados no preparo desses alimentos; evitar contato com as fezes de gatos ou de outros felinos. usar luvas quando for mexer no jardim ou em vasos com terra; não permitir que as crianças brinquem em tanques de areia que permanecem ao ar livre em áreas de recreação, pois podem abrigar resíduos de fezes de animais infectados; acostumar o gato a comer somente ração porque o gato bem alimentado provavelmente sairá menos à caça de roedores ou pássaros que possam estar infectados pelo protozoário; não descuidar do acompanhamento pré-natal, durante a gravidez e o parto. O ideal é que o casal procure o médico assim que decide ter um filho. Toxoplasmose é uma enfermidade grave durante a gestação; conviver com gatos não aumenta necessariamente o risco de infecção, que é baixo, mas deve-se vacinar o animal e mantê-lo sob os cuidados de um veterinário.

Tricomoníase

É uma IST (Infecção Sexualmente Transmissível) causada por um protozoário flagelado, o *Trichomonas vaginalis*, encontrado com mais frequência na genitália da mulher doente. O parasita cresce em pH entre 5,0 e 7,5 a temperaturas variando de 20 a 40 °C. Utiliza a glicose, a maltose e a galactose como fontes de energia. Mantém o glicogênio como forma de armazenamento de energia. Em condições adversas, pode utilizar também os aminoácidos, especialmente a arginina, treonina e leucina, como fontes energéticas. *T. vaginalis* foi descrita por Donné em 1836, isolando-a de uma mulher com vaginite. Em 1894, Marchand e Miura, em 1896 Dock, observaram o flagelado na uretrite de um homem.

Contágio

A transmissão do parasita ocorre de pessoa para pessoa por meio do contato sexual ou pelo contato com secreções de pessoas contaminadas.

Sintomas

Nas mulheres podem apresentar sintomas que variam de nenhum corrimento vaginal a corrimento vaginal copioso, amarelo-esverdeado e espumoso e odor de peixe podre, com sensibilidade na vulva e no períneo, dispareunia (dor ou desconforto que surge durante ou depois das relações sexuais) e disúria (micção dolorosa ou desconfortável, tipicamente uma sensação aguda de queimação). As paredes vaginais e a superfície do colo do útero podem apresentar lesões puntiformes, em tom "vermelho-morango". Uretrite e, possivelmente, cistite também podem ocorrer. Nos Homens normalmente são assintomáticos; porém, algumas vezes, a uretrite resulta em uma secreção que pode ser passageira, espumosa ou purulenta, ou causar disúria e polaciúria (vontade de urinar com muita frequência, em pequenas quantidades), geralmente no início da manhã. Com frequência, a uretrite é leve e causa apenas irritação uretral mínima e umidade ocasional no meato uretral, sob o prepúcio, ou em ambos.

Diagnóstico

Em caso de suspeita de infecção pelo parasita é importante consultar o ginecologista, urologista ou clínico geral para que seja feita uma avaliação dos sinais e sintomas apresentados e seja indicada a realização de alguns exames para confirmar a infecção. Assim, pode ser recomendada a realização do exame de urina do tipo 1 (EAS que se refere ao exame comum de urina buscando elementos anormais do sedimento), bem como análise da secreção vaginal ou peniana. Dessa forma, por meio desses exames, é possível confirmar a tricomoníase e iniciar o tratamento mais adequado com o objetivo de prevenir complicações.

Tratamento

Tem como objetivo aliviar os sintomas da infecção e prevenir futuras complicações. Isso porque quando a infecção não é tratada ou o tratamento não é realizado conforme orientação do médico, há maior risco de adquirir outras infecções sexualmente transmissíveis devido à maior fragilidade do sistema imune, como HIV, gonorreia, clamídia e vaginose bacteriana. Além disso, quando o tratamento não é realizado adequadamente, há também maior probabilidade de a pessoa continuar a transmitir o parasita, além de favorecer a sua proliferação e o desenvolvimento de sintomas mais graves.

Profilaxia

Assim como qualquer IST, a melhor maneira de prevenir a tricomoníase é usando camisinha e tratar as pessoas doentes. Visitas periódicas ao ginecologista ou urologista também são úteis. A educação sexual e o conhecimento sobre quaisquer ISTs são importantes entre os adolescentes e os adultos jovens. Entretanto, os idosos não podem ser esquecidos. A tricomoníase é capaz de infectar pessoas de todas as idades.

HELMINTOS - PLATELMINTOS

Agora entramos no mundo dos vermes (helmintos). Estudaremos as doenças provocadas por dois filos: Platelmintos, os vermes achatados e os Nematelmintos, os vermes cilindricos.

Sobre a história evolutiva dos platelmntos, é muito difícil encontrar vestígios paleontológicos, portanto, sua história evolutiva é muito controversa e com muitas hipóteses. Os primeiros achados fósseis (ovos de cestódeos) foram encontrados em um coprólito (fezes conservadas naturalmente pela dessecação ou mineralização) de um tubarão datado do Permiano (período geológico que se estende de 298,9 ± 0,15 a 252,17 ± 0,06 milhões de anos).

O espécime mais antigo de platelminto de vida livre que se conhece é um fóssil preservado em âmbar báltico datado do Eoceno (entre cerca de há 56 milhões de anos e cerca de há 34 milhões de anos.

Os Platyhelminthes (forma escrita em latim) apresentam um número reduzido de características morfológicas compartilhadas por todos os membros do agrupamento e que nenhum outro animal, que não seja membro dos Platelmintos, tenha. Esta pobreza de características distintivas torna difícil determinar tanto as relações filogenéticas com os outros grupos de animais como as relações entre os diferentes grupos que são considerados, na atual classificação taxonômica, membros dos platelmintos. Novos estudos estão acontecendo utilizando novas tecnologias de característica bioquímicas e genômicas e podem trazer mudanças significativas do que conhecemos hoje.

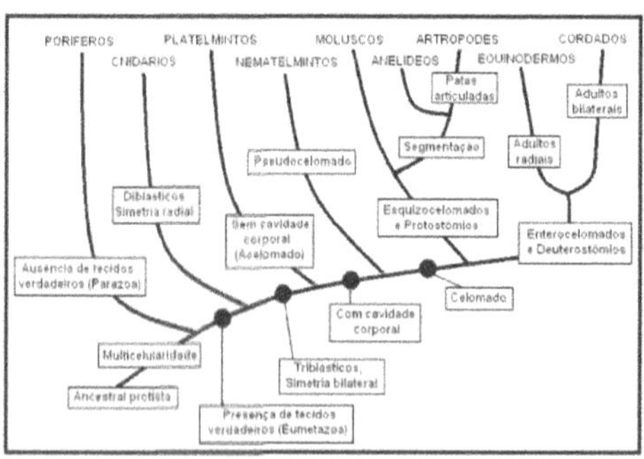

Cladograma básico da evolução dos principais filos dos animais

Para facilitar nosso estudo, já que não focamos a evolução das espécies, vamos considerar o mais aceito na comunidade científica atual, portanto, vamos aceitar o cladograma citado acima.

Características gerais dos Platelmintos

O Filo Platyhelminthes, ou simplesmente platelmintos, reúne um grupo de organismos que muitos exemplares possuem corpo alongado e achatado. Muitos costumam chamar os representantes desse grupo simplesmente de vermes (helmintos) achatados, em razão do formato típico de fita.

Alguns representantes desse grupo possuem vida livre, tais como as planárias. Entretanto, esses organismos possuem várias formas parasitas, como é o caso do *Schistosoma mansoni* e da *Taenia*. Vale destacar que, entre os platelmintos de vida livre, a maioria encontra-se no mar, mas existem espécies de água doce e terrestres.

Os platelmintos foram os primeiros a apresentar simetria bilateral (o corpo pode ser dividido em duas metades semelhantes); cefalização, (organização de cabeça); presença de três folhetos germinativos (triblásticos – surge a mesoderme), ausência de cavidade corpórea (acelomados); primeiras estruturas excretoras (células flamas ou solenócitos); primeiros a terem um centro de controle nervoso (gânglio nervoso) e foram os primeiros animais a ocuparem o ambiente terrestre.

Esses animais possuem sistema digestório incompleto (falta o ânus), entretanto, a *Taenia*, esse sistema encontra-se ausente. Nas tênias, a nutrição faz-se através da membrana que recobre todo o tegumento e que oferece enorme extensão superficial, graças às microvilosidades ou microtríquias. O tegumento está perfeitamente adaptado para as funções de absorção contendo várias enzimas, inclusive fosfatase, lipases e RNAses. Por outro lado, algumas enzimas do hospedeiro (como tripsina e quimotripsina) são inativadas em contato com esta superfície. Naqueles que possuem sistema digestivo, como as planárias, possuem boca com um tipo de faringe protátil que se projeta para facilitar recolher alimento no ambiente e o estômago é achatado e muito ramificado.

> *A ramificação estomacal das planárias é uma adaptação importante para facilitar a distribuição por difusão dos nutrientes para todo o corpo.*

O sistema excretor é constituído por protonefrídios (células excretoras) que são túbulos ramificados com uma célula excretora na extremidade. Essa célula pode apresentar um flagelo, recebendo o nome de solenócito, ou apresentar vários flagelos, sendo denominada de células flama.

> *As estruturas excretoras foram fundamentais para a acupação do ambiente terrestre, porque para sobreviver em ambiente seco, o animal perde a capacidade de eliminar os resíduos tóxicos por difusão na água e, desta forma, a saída é o bombeamento desse produtos tóxicos do metabolismo.*

A respiração ocorre por difusão, sendo, portanto, cutânea direta. Entretanto, nas espécies parasitas realizam uma respiração anaeróbia, Que pode ser resumida na obtenção de energia a partir de reações químicas sem o envolvimento do oxigênio, como ocorre na fermentação e na glicólise. A energia, que é o produto final dessas reações, é proveniente da molécula de ATP (adenosina trifosfato*)*. O ATP é uma molécula relativamente simples composta pela base nitrogenada adenina, açúcar e três fosfatos. A energia que tanto se fala é oriunda, justamente, das duas ligações que unem os fosfatos. Elas são ligações de alta energia que, quando necessário para alguma função ou reação do corpo, são quebradas liberando energia suficiente para esses eventos.

Esses animais não possuem sistema circulatório, portanto todas as substâncias são distribuidas de célula a célula no corpo por difusão. Segundo a maioria dos estudiosos no assunto, esse fato é que força o achatamento do corpo, justamente para facilitar essa difusão.

A reprodução dos platelmintos varia de acordo com o grupo estudado, podendo ser assexuada ou sexuada ou as duas no mesmo ciclo de vida. Entre as formas assexuadas, podemos citar a fissão transversal (ocorre nas planárias, onde o animal se divide em partes), a regeneração (Também nas planárias, quando o corpo é partido por acidente, cada parte pode se regenerar e originar novo indivíduo) e a pedogênese (no esquistossomo, onde uma larva produz váras outras larvas no seu interior). No caso da reprodução sexuada, destacam-se a autofecundação (ocorre nas tênias, onde o testículo possui uma comunicação com o ovário) e a fecundação cruzada (ocorre nas planárias e no esquistossomo, podendo ser por troca de espermatozóides (planárias) ou quando o macho fecunda a fêmea (esquistossomo).

Geralmente os platelmintos são classificados em três grandes grupos: <u>Classe Turbellaria</u>: Engloba organismos de hábito aquático e de ambientes terrestres úmidos, ou seja, apenas seres de vida libre, como as planárias. Classe Trematoda: Incluem parasita de corpo curto. Como exemplo, podemos citar o *Schistosoma mansoni.* Classe Cestoda: Parasitas de corpo longo. Entre seus representantes, podemos citar a *Taenia*.

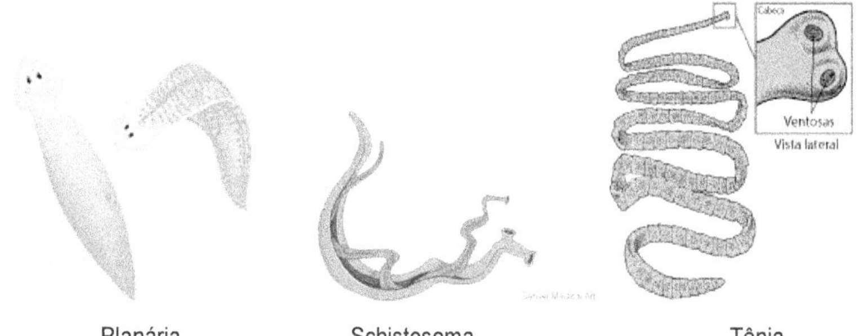

Planária Schistosoma Tênia

Como já salientado, algumas espécies de platelmintos são parasitas e responsáveis por doenças em vários animais, inclusive nos humanos. Entre as principais doenças causadas por platelmintos, podemos citar a esquistossomose, a teníase e a cisticercose.

PRINCIPAIS DOENÇAS PROVOCADAS POR PLATELMINTOS

Esquistossomose

Doença causada pelo *Schistosoma mansoni*, parasita que tem no homem seu hospedeiro definitivo, mas que necessita de caramujos de água doce *Biomphalaria* como hospedeiros intermediários para desenvolver seu ciclo evolutivo *(o habitat preferido dos caramujos são lugares com pouca água e reduzida correnteza)*. A esquistossomose chegou às Américas Central e do Sul provavelmente com os escravos africanos e ainda hoje atinge vários estados brasileiros, principalmente os do Nordeste.

A sua história pode ter sido iniciada com o desenvolvimento da agricultura, onde a esquistossomose passou de doença rara a problema sério. Muitas múmias egípcias apresentam vestígios da esquistossomose por *S. haematobium*. A infecção pelos parasitas dava-se nos trabalhos de irrigação da agricultura. As cheias do Nilo sempre foram a fonte da prosperidade do Egito, mas também traziam os caracóis portadores dos esquistosomas. O hábito dos agricultores de fazer as plantações e trabalhos de irrigação com os pés descalços metidos na água parada, favorecia a disseminação da doença crônica causada por estes parasitas.

A doença foi descrita cientificamente pela primeira vez em 1851 pelo médico alemão Theodor Maximilian Bilharz, que lhe dá o nome alternativo de *bilharzíase*.

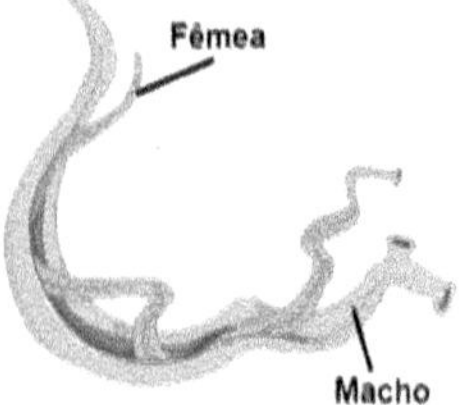

Schistosoma mansoni

É o platelminto que provoca a esquistossomose. Na figura observa-se um casal, onde a fêmea (mais fina), vive no interior do canal ginecóforo do macho. Eles nascem isolados e no fígado humano formam os casais, facilitando a reprodução. O macho tem cerca de 1 cm e a fêmea 1,5 cm.

Contágio

Ocorre quando as larvas cercárias livres na água entram na circulação humana através da pele ou mucosas.

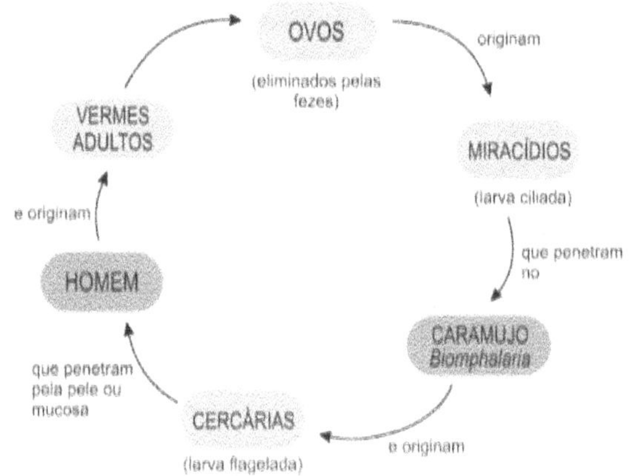

Ciclo de vida do *Schistosoma mansoni*

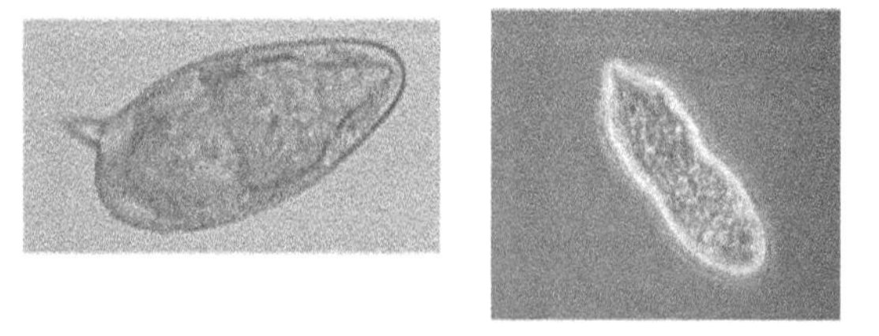

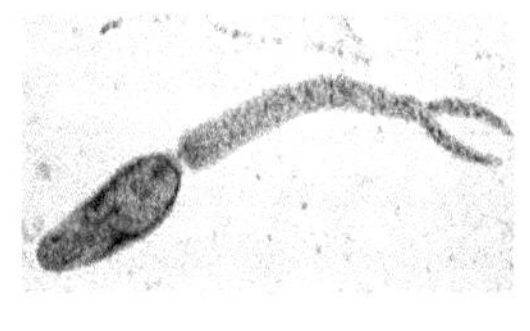

Ovo | Miracídio | Cercária

O ovo é liberado nas fezes humanas e, na água, eclode liberando a larva miracídio. Essas larvas entram nos caramujos e realizam reprodução assexuada (pedogênese) liberando na água as cercárias. Essas cercárias perdem a cauda e entram na circulação humana através da pele ou mucosas. Cada cercária vai ser o macho ou a fêmea que se unem no fígado humano formando o casal.

> *Quando os miracídios penetram em caramujos realizam a pedogênese com uma sequência de eventos: se transformam em esporocístos que irão evoluir para larvas com nome de rédias. Dentro dessas rédias surgem as cercárias, outras larvas, que serão liberadas na água.*

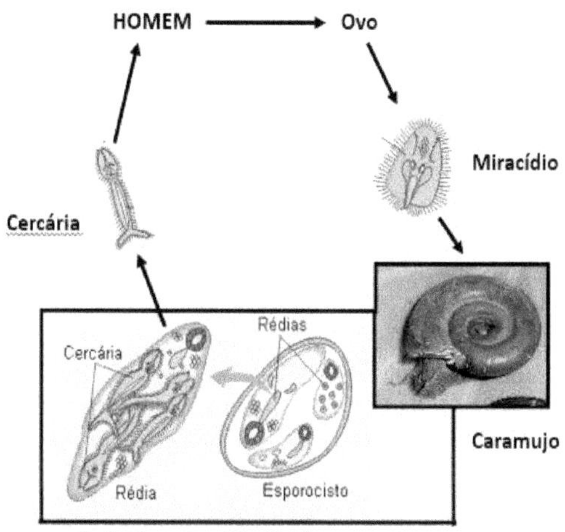

Ciclo de vida do *Schistosoma* evidenciando a pedogênese

Sintomas

A doença tem uma fase aguda e outra crônica. Na fase aguda, pode apresentar manifestações clínicas como coceiras e dermatites, febre, inapetência, tosse, diarreia, enjoos, vômitos e emagrecimento. Na fase crônica, geralmente assintomática, episódios de diarreia podem alternar-se com períodos de obstipação (prisão de ventre) e a doença pode evoluir para um quadro mais grave com aumento do fígado (hepatomegalia) e cirrose, aumento do baço (esplenomegalia), hemorragias provocadas por rompimento de veias do esôfago, e ascite ou barriga d'água, provocando a dilatação do abdômen porque escapa plasma do sangue.

Diagnóstico

Deve ser feito pelo gastroenterologista, infectologista ou clínico geral, inicialmente por meio da avaliação dos sinais e sintomas apresentados pela pessoa, assim como avaliação dos hábitos de vida. Para confirmar o diagnóstico, é indicada a realização de exame parasitológico de fezes de 3 dias, em que são pesquisados ovos do parasita. Além disso, pode ser solicitada a realização de hemograma e dosagem das enzimas hepáticas, como ALT e AST, que normalmente estão alterados, além de exames de imagem, como o ultrassom abdominal, por exemplo, com o objetivo de verificar o aumento e funcionamento do fígado e do baço.

Tratamento

Essa doença tem cura. E o tratamento consiste no uso de medicamentos específicos capazes de eliminar os vermes e evitar o desenvolvimento de formas graves da doença. Casos mais graves de esquistossomose podem necessitar de internação ou cirurgias. Existem dois medicamentos disponíveis, o praziquantel e a oxamniquina. Recomenda-se que o paciente fique em repouso durante, pelo menos, 3 horas após tomar o medicamento, para prevenir o aparecimento de náuseas e tonturas. O praziquantel é o medicamento de eleição usado para tratar a esquistossomose em todas as suas formas clínicas. Já a oxamniquina é para uso infantil. O tratamento da esquistossomose é oferecido gratuitamente nas Unidades Básicas de Saúde (UBS) e Unidades de Saúde da Família (USF) do SUS (Sistema Único de Saúde).

Profilaxia

As principais medidas para evitar a esquistossomose são: Evite contato com a água represada ou de enxurrada que pode estar infestada pelo parasita, saneamento básico, tratar as pessoas doentes e controle biológico que pode ser realizado por animais que se alimentam dos caramujos (peixes, patos, etc.).

> *Existe o tratamento químico pelo uso de* moluscocidas (drogas que matam moluscos). *A niclosamida que atua matando os caramujos na água, entretanto, sua atuação sobre a cadeia respiratória tanto dos caramujos hospedeiros do parasita como dos peixes provocando*

asfixia e, conseqüentemente, a morte desses animais. Desta forma, a utilização dessas drogas deve ser analisada com critérios.

Fasciolíase (fasciolose)

A fasciolose hepática é uma zoonose causada pela *Fasciola hepatica*, platelminto trematódeo com o corpo foliáceo, tendo ampla distribuição geográfica e é conhecido popularmente como baratinha do fígado ou saguaipé. Encontrado no fígado e canais biliares de animais de sangue quente, ocorrendo em ovinos, caprinos, bovinos, suínos e em seres humanos. Os vermes adultos medem 20 a 30 mm de comprimento por 8 a 13 mm de largura, com 2 a 3 mm de espessura. Os estados brasileiros com maior número de casos de fasciolose são: Rio Grande do Sul, Santa Catarina, Paraná, São Paulo, Minas Gerais, Rio de Janeiro e Goiás.

A história desse parasita é muito antiga quanto a história da humanidade, onde achados paleontológicos na Alemanha foram datados de 3.000 a.C., revelando a presença de ovos desse trematódeo em restos humanos e de bovinos. O primeiro registro de *F. hepatica* teria se dado no século IX no Tratado de Saúde Animal do Mundo Árabe, quando é citada "uma doença de fígado" em ovinos, sendo o primeiro trematódeo a ter seu ciclo de vida descrito em 1882 na Alemanha.

Atualmente, esse parasita encontra-se mundialmente disseminado, atacando rebanhos e humanos. De acordo com a literatura científica, a infestação humana varia entre 2,4 milhões de pessoas a 17 milhões em 40 países. Entre os países atingidos pelo trematódeo está o Brasil, que acumula uma história recente no contexto mundial desse organismo, sendo sua primeira notificação ocorreu no ano de 1918, numa infestação de bovinos e ovinos no Estado do Rio Grande do Sul.

Contágio

Ocorre por ingestão das larvas na água ou quando ficam presas à vegetação marginal ou alimentos não lavados onde podem ser encontradas as metacercárias. O ciclo de vida da *Fasciola* é muito parecido com o do *Schistosoma*.

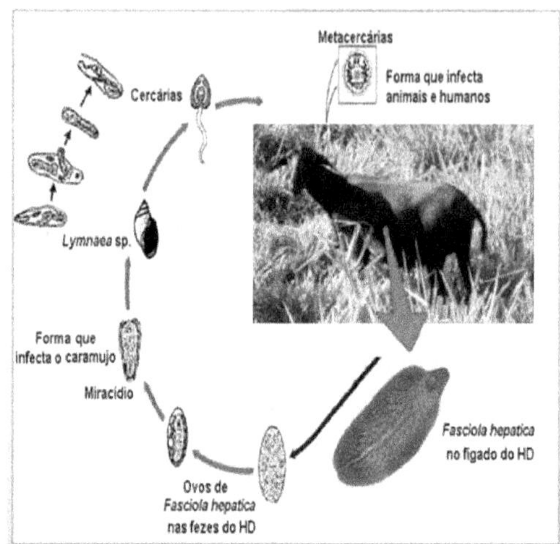

Ciclo de vida da Fasciola hepática. No lugar da cabra pode-se usar o homem

(HD= Hospedeiro definitivo)

O parasita necessita de um hospedeiro intermediário para completar seu desenvolvimento que é um caramujo de água doce do gênero *Lymnaea*. Os ovos produzidos pelo parasita nos dutos biliares do hospedeiro acumulam-se na vesícula biliar e através do ducto colédoco passam para os intestinos delgado e, posteriormente, o grosso. Os ovos chegam ao ambiente juntamente com as fezes e se desenvolvem em lugares úmidos. A eclosão libera do ovo uma larva denominada de miracídio, que é extremamente ágil em meio aquoso. O miracídio passa a buscar o hospedeiro intermediário, que neste caso é um caramujo. A larva, após penetrar no molusco, realiza a pedogênese e forma inúmeras cercárias, formas infectantes do parasita. As cercárias abandonam o molusco e nadam até se prenderem nas folhas da vegetação aquática, onde encistam formando as metacercárias, que são formas de resistência ao ambiente, onde podem sobreviver por muitas semanas.

Sintomas

No intestino, atravessam a mucosa intestinal, passam para a cavidade peritonial e alcançam o fígado, onde migra pelo parênquima hepático durante as primeiras oito semanas até atingir os ductos biliares. Nesse estágio passa a afetar muito mais a produtividade dos animais. O parasita torna-se um hematófago voraz e provoca o aparecimento de anemia severa. É nesta fase, também, que surgem os problemas de crescimento nos animais jovens e a queda do ganho de peso pode ser acentuada. Outros sintomas que podem ser observados são: perda de peso, letargia, palidez das mucosas, expressiva diminuição na produção de leite, interferência na fertilidade. Em bovinos mais velhos ou com baixa carga parasitária os sinais clínicos podem ser mais leves ou inaparentes. Mesmo sem sintomas essas infecções afetam a conversão de alimentos e o ganho de peso.

No homem pode ser assintomático, mas os sintomas mais comuns são diarreia acompanhada de dores na região abdominal, emagrecimento, algumas pessoas podem apresentar constipação e até mesmo anorexia. Esta doença pode causar má absorção alimentar e má digestão, tudo isso contribui para a falta de apetite e para o quadro de prostração do paciente. No hemograma é possível observar uma leucocitose e eosinofilia. O paciente também pode apresentar icterícia por problemas do fígado.

Diagnóstico

Geralmente é feito por meio de sorologia e exame microscópico das fezes. A tomografia computadorizada também pode revelar lesões existentes no fígado em decorrência da infecção aguda. Outros exames úteis no diagnóstico são a ultrassonografia, ressonância magnética, colepancreatografia endoscópica e colangiografia.

Tratamento

Deve ser iniciado com medicação vermífuga, protocolo recomendado para quadros de parasitose. A automedicação deve ser evitada, pois somente o médico pode indicar o tipo, dosagem e duração do tratamento fármaco.

Profilaxia

Para se obter bons resultados no controle dessa parasitose, deve-se atuar no controle dos moluscos e nos animais parasitados. A limitação da população de moluscos pode ser feita por meio da modificação do seu habitat, isto é, diminuindo-se as áreas alagadas das pastagens, com o uso de drenagem, assim como a utilização de predadores naturais, com a criação de aves aquáticas. A redução do grau da infestação das pastagens por metacercárias é conseguida com o uso de fasciolicidas nos animais parasitados, pois a diminuição da quantidade de ovos no ambiente leva a um menor número de hospedeiros intermediários infectados.

Hidatidose – Cisto hidático

É uma doença parasitária ocasionada pela forma larval do verme *Echinococcus granulosus*, parasita pertencente ao grupo das tênias, presente no intestino do cão ou outros animais e que, eventualmente, podem atacar humanos. A larva encontra-se no interior dos cistos, que possuem um tamanho de aproximadamente 2 a 5 cm.

No Brasil, além do *E. granulosus*, existem outras três espécies: *E. multilocoularis*, o *E. vogeli* e o *E. oligarthrus*. Recentemente duas novas espécies foram descritas: o *E. shiquicus* e o *E. felidis*, porém, o *E. granulosus* é o maior causador de prejuízos à saúde humana e animal, além de apresentar ampla distribuição.

Segundo alguns autores, a equinococose cística humana é considerada uma das doenças zoonóticas mais importantes em nível mundial. O Cestódeo de ampla distribuição, tem na América do Sul uma das zonas do mundo mais afetadas pela doença.

A hidatidose possui distribuição geográfica de escala mundial, especialmente em regiões onde os habitantes vivem em condições sanitárias precárias e próximas de animais, sendo a Bacia Mediterrânea uma área em que esta parasitose assume maior relevância.

Contágio

Os seres humanos e outros animais (boi, bode, porco, cavalo, ovelha) são hospedeiros intermediários acidentais e se contaminam ingerindo ovos (oncosferas) liberados nas fezes dos carnívoros (cão). Esses carnívoros são incapazes de transmitir diretamente o agente causador da doença, sendo considerados os hospedeiros definitivos possuindo as formas adultas do parasita no intestino. Esses se contaminam quando ingerem vísceras com as larvas de animais como o boi, o bode, o porco, o cavalo, a ovelha, etc.

Sintomas

Após a ingestão dos ovos de *Echinococcus* pelo ser humano, esses eclodem no trato digestivo e as larvas migram via corrente sanguínea para diversos órgãos (geralmente o fígado e pulmão) onde se desenvolvem e se transformam em cistos. Na maioria dos casos de infecção humana, o desenvolvimento do cisto hidático é assintomático, vindo a se tornar um problema quando o órgão acometido já está muito comprometido. Alguns indivíduos podem ser portadores do cisto durante toda a vida sem necessitar de assistência médica, porém outros desenvolvem alterações graves. Nos casos assintomáticos, a detecção do cisto hidático pode ser resultante de um achado ocasional em exame médico de rotina, exame investigativo para outra patologia ou ainda um inquérito radiológico. Em casos que haja a ruptura do cisto, podem ocorrer complicações como choque anafilático e edemas pulmonares.

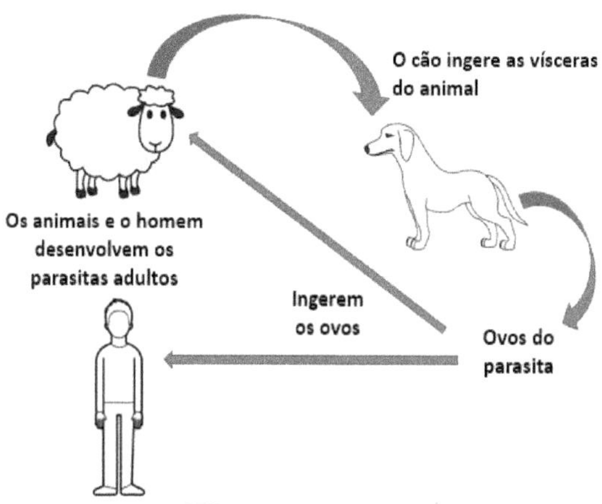

Ciclo de vida do *Echinococcus*

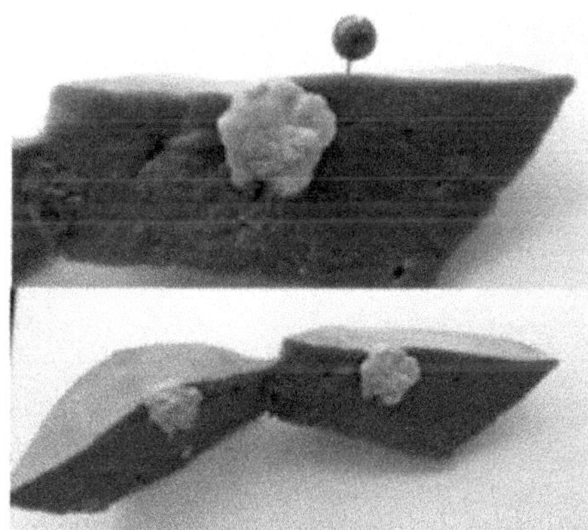

Imagem do cisto hidático calcificado no fígado.

Fonte: Reserachgate.net

Diagnóstico

Geralmente é feito pelo clínico geral ou infectologista por meio da realização de exames de rotina, como raio X, tomografias ou ecografias, uma vez que a doença pode permanecer assintomática por vários anos.

Tratamento

É feito com o objetivo de eliminar os parasitas do organismo e os cistos hidáticos, sendo normalmente recomendado pelo médico o uso de antiparasitários, como mebendazol, albendazol ou praziquantel. Em alguns casos, pode ser indicada também a remoção cirúrgica do cisto, principalmente quando este é muito volumoso e está presente em uma localização de fácil acesso. Dessa forma, é possível evitar o rompimento do cisto e surgimento de complicações.

Profilaxia

As principais medidas são: Impedir que os cães se alimentem de vísceras cruas de animais de produção (principalmente de ovinos e bovinos); controle do abate clandestino de animais de produção; melhoria das condições dos matadouros (impedir acesso de cães aos locais de abate e destruição das vísceras); controle sanitário dos animais abatidos, acompanhamento de seu estado epidemiológico, para identificação das áreas-problema e para apoio ao planejamento e avaliação das medidas de controle; diagnóstico e tratamento com anti-helmíntico de cães em áreas endêmicas, mediante orientação do médico veterinário e higienização pessoal, lavagem das mãos, em especial antes de manipular alimentos.

Teníase e Cisticercose

Aqui trataremos juntas essas duas manifestações clínicas porque estão associadas e sendo a cisticercose um desvio da teníase.

Teníase

Conhecida como solitária, é uma verminose intestinal que se caracteriza pela presença da forma adulta do parasita *Taenia solium* ou *Taenia saginata* (Platelmintos – Cestódeos) no nosso intestino. A doença é contraída quando uma pessoa se alimenta de carne malpassada ou crua, de bovinos ou suínos, contendo os chamados cisticercos (larvas) da tênia.

A infestação por teníase é conhecida há muito tempo. O ano de 1697 é marcado por Malpighi que identificou como verme o agente da canjiquinha (denominação da larva – cisticerco – na carne). Em 1786 e em 1789, Werner e Goeze, respectivamente, descobriram que as formas apresentadas por humanos e porcos eram iguais. Em 1758 as duas espécies *Taenia solium* e *T. saginata* foram descritas por Linnaeus. Zeder, em 1800, cria o gênero *Cysticercus* para o agente da canjiquinha. Em 1885, Küchenmeister consegue provar através de experimentações que o cisticerco presente em suínos da origem ao verme nos humanos.

Os antigos pesquisadores pensavam, entretanto, que se tratava de patologias diferentes, o que acabou por dar nomes diferentes para a forma larvária e adulta. Para facilitar a compreensão de como essas doenças se manifestam, vamos iniciar entendendo como uma tênia se reproduz. As tênias são animais monoicos (hermafroditas), isto é, possuem os dois sexos no mesmo indivíduo, portanto, na população, não existem indivíduos fêmeas ou machos, somente o bissexual, onde cada segmento do corpo (cada proglótide) possui testículo e ovário produtores de gametas que se encontram no interior do proglote, promovendo a autofecundação. Desta forma, embora os gametas sejam do mesmo indivíduo, ocorre uma pequena variabilidade genética durante a meiose (crossing-over), gerando indivíduos com genomas diferenciados o que é benéfico para a espécie.

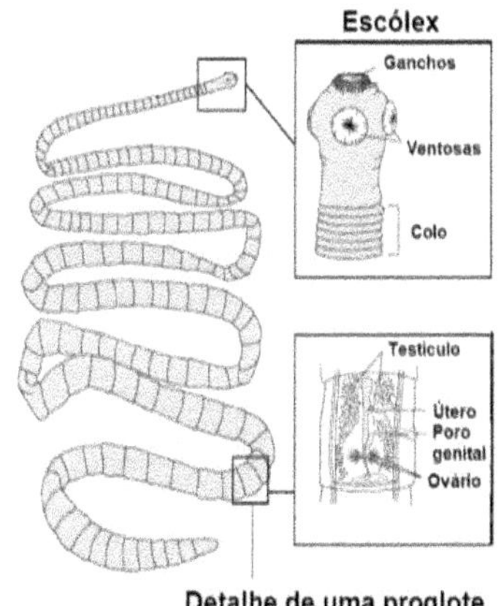

A tênia possui um corpo formado por inúmeros proglotes (estróbilos) independentes e na extremidade existe um tipo de "cabeça" denominada de escólex utillizado apenas para a fixação do parasita no hospedeiros (somente a *Taenia solium* possui os ganchos, mas todas as tênias possuem ventosas). Logo abaixo do escólex existe o colo que produz novos proglotes. Os gametas se encontram no útero e testículo promovendo a autofecundação e os proglotes (sempre os últimos) cheios de ovos são liberados nas fezes humanas. No ambiente, os ovos são liberados através do poro genital.

As tênias podem viver muitos anos no intestino delgado do homem. No caso de *T. solium*, podem ser eliminadas de três a seis proglotes diariamente. Cada proglote contém uma média de 30.000 a 50.000 ovos. Cada proglote grávido de *T. saginata* contém em torno de 80.000 ovos, sendo que um paciente parasitado pode contaminar o meio ambiente com cerca de 700.000 ovos por dia. Agora esses ovos devem ser ingeridos pelos hospedeiros intermediários (boi ou porco) para dar continuidade ao ciclo de vida das tênias.

> *O hospedeiro intermediário da Taenia solium é o porco e o da Taenia saginata é o boi. Essa necessidade por determinado tipo de hospedeiro deve-se ao tipo de ovo em relação às enzimas digestivas do hospedeiro. Lembrando que o homem sempre é o hospedeiro definitivo.*

Quando os ovos de tênia são ingeridos pelos hospedeiros intermediários corretos (boi ou porco), os embriões (oncosferas) se libertam do ovo no intestino delgado pela ação enzimas digestivas e da bile. As oncosferas penetram na parede intestinal e, entre 24 a 72 horas, difundem-se no organismo através da circulação sanguínea. Ocorre então formação de cisticercos nos músculos esqueléticos e cardíacos. medindo de 7 a 12mm de comprimento por 4 a 6mm de largura.

Contágio da teníase

O homem adquire a tênia ao ingerir carne contaminada crua ou mal cozida contendo cisticercos. Se ingerir carne de porco vai ter uma *Taenia solium* no intestino e se ingerir carne de boi vai ter a *Taenia saginata*.

Quando a carne chega no tubo digestivo, o escólex desenvagina fixando-se no intestino delgado. As primeiras proglotes são eliminadas dentro de 60 a 70 dias. A tênia vive no intestino delgado do homem e, normalmente, o hospedeiro aloja apenas um parasita.

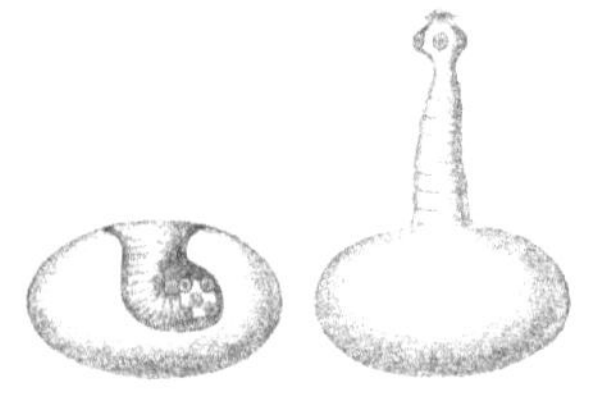

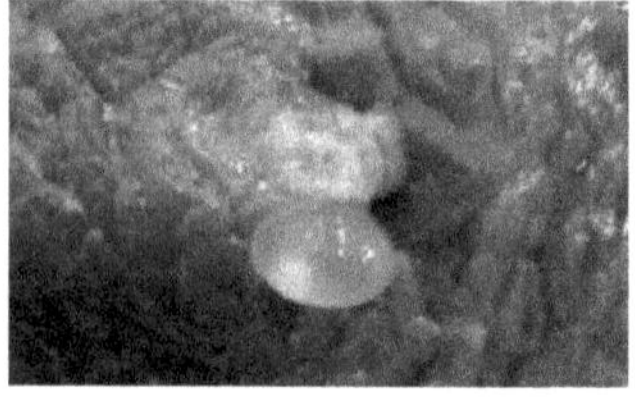

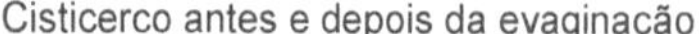

Cisticerco antes e depois da evaginação

Cisticerco na carne bovina

As tênias são chamadas de solitárias, porque, na maioria dos casos, o hospedeiro definitivo possui apenas um verme adulto no intestino. São altamente competitivas pelo seu habitat e, sendo seres monóicos com estruturas fisiológicas para autofecundação, não necessitam de parceiros para a cópula e produção de descendentes.

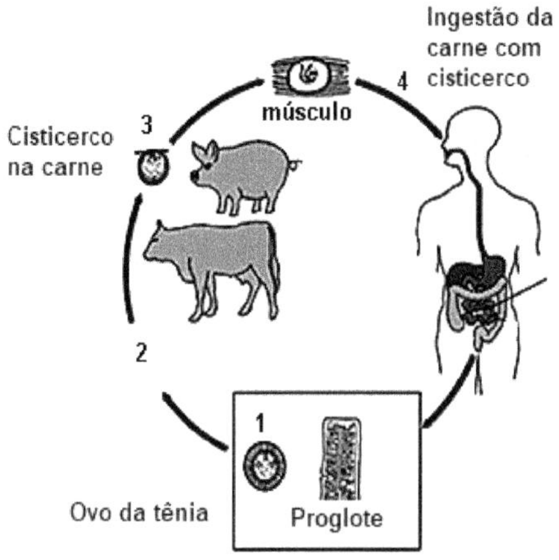

Ciclo de vida simplificado das tênias

Sintomas

Pode se apresentar de forma assintomática, porém algumas pessoas podem manifestar alterações no apetite (anorexia ou apetite exagerado), náuseas, vômitos, dor abdominal, diarreia, emagrecimento, irritabilidade e fadiga.

Diagnóstico

Os principais métodos de diagnóstico utilizados para identificar a presença da teníase são: Exame parasitológico de fezes, com coleta de três dias diferentes e examinadas em laboratório para detecção dos ovos. Métodos imunológicos e moleculares, onde podemos usar ensaio imunoenzimático (ELISA) para detectar antígenos de *Taenia solium* em amostras fecais e técnicas de hibridização de DNA para detectar os ovos nas fezes.

Tratamento

Pode ser feito com um antiparasitário tomado por via oral. Alguns dos mais indicados são: Mebendazol, Clorossalicilamida, Niclosamida, Praziquantel e Albendazol.

Profilaxia

As melhores medidas de prevenção são: Tratar indivíduos infectados; saneamento básico; inspeção de carnes; cozimento adequado das carnes e congelamento das carnes antes do consumo (o cisticerco morre a -10°C por 4 dias).

Cisticercose

É um desvio do ciclo natural da *Taenia solium*, quando se ingere o ovo desse platelmintos e a larva (cisticerco) se alojar em vários locais do corpo, se agravando quando o encalhe ocorre no cérebro (neurocisticercose).

A cisticercose é comum onde os humanos vivem em contato próximo com porcos. Portanto, altas prevalências são relatadas no México, América Latina, África Ocidental, Rússia, Índia, Paquistão, Nordeste da China e Sudeste Asiático. Na Europa, é comum entre o povo eslavo. No entanto, análises epidemiológicas na Europa Ocidental e Oriental mostram que ainda existem lacunas consideráveis em nossa compreensão da doença também nessas regiões.

No Brasil milhares de pessoas são afetadas por essa doença, sendo a neurocisticercose encontrada com frequência nos Estados de São Paulo, Minas Gerais, Paraná e Goiás. Entre os anos de 2015 a 2017, foram registrados 254 óbitos pela doença.

Contágio

Sempre ocorre por ingestão dos ovos da *Taenia solium* na água ou em alimentos não lavados. Uma outra forma de se originar a cisticercose depende da pessoa ter teníase por *Taenia solium* e ocorrer a liberação dos ovos no intestino humano, desta forma, a oncosfera migra para a circulação e se transforma de cisticerco se alojando em algum local do corpo. Portanto, a teníase por *Taenia solium* é mais perigosa que por *Taenia saginata*.

> *O porco e o boi ingerem os ovos da tênia e a larva encalha na sua musculatura, portanto, da mesma forma que o homem. Assim, esses animais também desenvolvem cisticercose igual ao homem.*

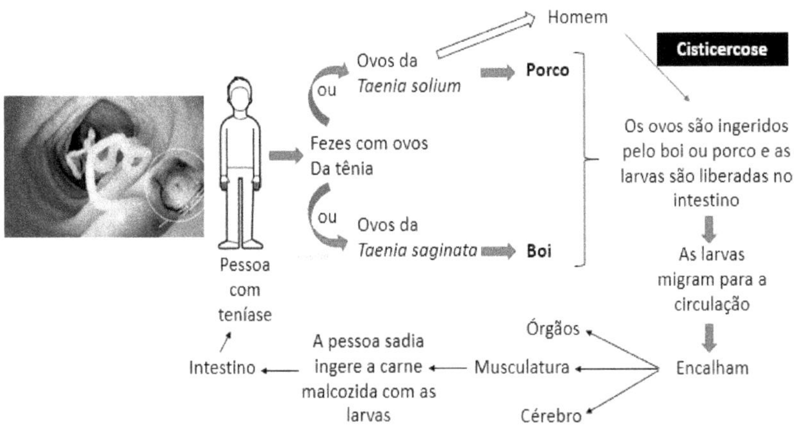

Ciclo evidenciando o ciclo da tênia e o desvio que provoca cisticercose

Sintomas

Depende muito do local onde a larva da tênia (cisticerco) se aloja, podendo ser na musculatura geral, em órgãos, no globo ocular e do sistema nervoso central (neurocisticercose). A partir do momento que o cisticerco se aloja no cérebro, os sintomas se tornam mais graves, causando assim uma degeneração que desencadeia uma inflamação no cérebro humano. Essa inflamação obstrui o fluxo do líquido cérebro-espinhal e pode causar problemas como: Convulsões; epilepsia; distúrbio de comportamento; hidrocefalia; hipertensão intracraniana e problemas de visão e oftalmológicos.

Diagnóstico

É importante que seja diagnosticada com precisão por um profissional médico. Isso orientará o tratamento e também ajudará a excluir outras condições que possam estar causando sintomas semelhantes. Os exames de sangue podem indicar uma infecção, mas geralmente são inespecíficos. Isto significa que não indica claramente a causa da infecção. Estudos de imagem como ressonância magnética ou tomografia computadorizada são melhores opções, a fim de visualizar o granuloma ou lesões calcificadas.

Tratamento

Nem sempre requer tratamento, principalmente nos casos assintomáticos. No entanto, quando os sintomas surgem, o tratamento é necessário. O tratamento deve se concentrar em destruir o parasita e controlar os sintomas. Isto é conseguido com um ou mais dos seguintes medicamentos: Albendazol e praziquantel que são antiparasitários, Corticosterpoides e Corticosteroides para reduzir a inflamação e anticonvulsivantes. Cirurgia pode ser necessária em alguns casos, quando os pacientes não respondem à medicação. Pode também ser necessário para hidrocefalia (acumulação de fluido no cérebro).

Profilaxia

Para se evitar a cisticercose pode-se: Lavar os alimentos, beber água tratada, tratar a pessoa com teníase e saneamento básico.

Tênia do peixe (difilobotríase)

É uma doença causada por cestódeos do gênero *Diphyllobothrium*, é uma infecção intestinal que pode ser adquirida pelo consumo de peixe cru, mal cozido ou defumado que contenha a larva infectante do parasito. É uma doença que se comporta igual à teníase provocada pela *Taenia saginata*, apenas substituindo os hospedeiros intermediários. O nome difilobotríase tem como origem do greco-latim que significa duas folhas adesivas.

A tênia do peixe tem ciclo de vida aquático. Na água doce, seus ovos provenientes de fezes humanas eclodem em larvas que nadam livremente e que são ingeridas por microcrustáceos. Os microcrustáceos são ingeridos por peixes, nos quais as larvas tornam-se com capacidade de parasitar o homem. Existem outras espécies de tênias do peixe que podem infestar seres humanos após a ingestão de peixe cru, mas não são tão comuns.

A difilobotríase ocorre mundialmente, em especial onde lagos calmos são contaminados por águas de esgoto. Infecções nos Estados Unidos e norte da Europa ocorrem em pessoas que ingerem peixe de água doce cru ou malcozido. A infestação é menos comum com tratamento de esgoto.

Contágio

É transmitida ao homem através da ingestão de peixes crus, mal cozidos ou defumados por processos caseiros, em temperatura inadequada que não mata a larva que está no peixe contaminado.

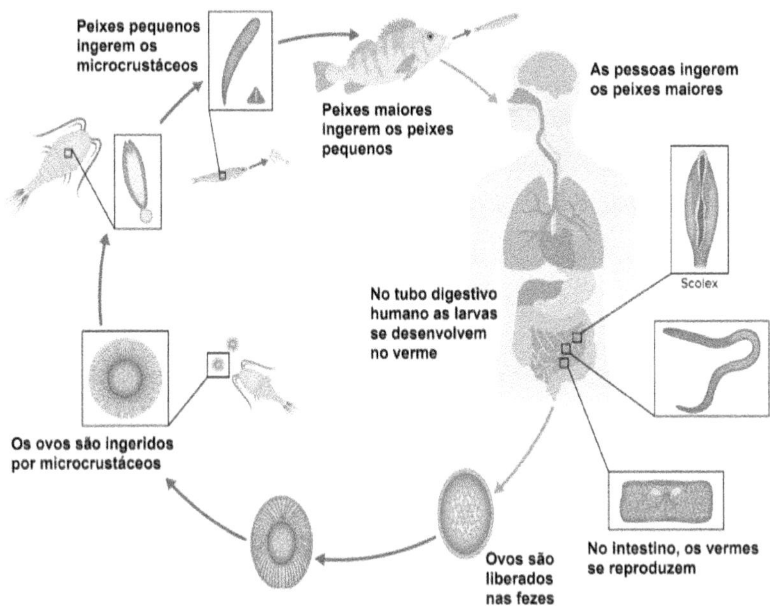

Ciclo de vida do Difilobotrio (Tênia do peixe)

Sintomas

A doença pode ser assintomática, mas quando os sintomas aparecem são: dor e desconforto abdominal, flatulência, náusea, vômito, diarreia intermitente e emagrecimento. Nas formas prolongadas pode ocorrer anemia megaloblástica por carência de vitamina B12 (a parasitose interfere na absorção intestinal dessa vitamina). Em alguns casos mais severos, porém raros, pode ocorrer obstrução intestinal e do ducto biliar.

Diagnóstico

É feito por meio do exame de fezes, onde os ovos são visualizados à microscopia. Certas vezes pode acontecer das proglótides saírem junto com as fezes, podendo ser vistas a olho nu.

Tratamento

Geralmente é realizado com medicamentos antiparasitários, como o praziquantel, que mata o parasita adulto no intestino e atua eliminando os ovos do organismo. Entretanto, esse medicamento e similares não devem mais ser utilizados como primeira opção de terapia, pois resultam na desintegração do parasita, sendo impossível confirmar na eliminação do escólex (estrutura fixadora no intestino). Atualmente é recomendado a injeção de ácido diatrizoico no duodeno, resultando no desprendimento do verme do intestino e sua consequente eliminação.

Profilaxia

A prevenção pode ser feita cozinhando bem o peixe. Se você gosta de pratos como sushi/sashimi, cebiche ou outros que levam peixes crus ou mal cozidos, faça o congelamento prévio do peixe (-14ºC) por 24 horas. Também deve-se tratar as pessoas doentes e saneamento básico.

HELMINTOS - NEMATELMINTOS

Os nematelmintos foram originalmente classificados como Nematas por Nathan Cobb, em 1919; mais tarde foram considerados no filo Aschelminthes, por possuírem uma cavidade preenchida por líquido, que não é um verdadeiro celoma, restaurando o estatuto de filo. As relações filogenéticas dos nematódeos e seus parentes próximos entre os Metazoários protostômios não estão resolvidas, existindo muita discordância entre os dados morfológicos e moleculares disponíveis.

Apesar de não possuírem partes duras, foram encontrados fósseis de nematódeos do período Carbonífero (com mais de 280 milhões de anos) mas, uma vez que alguns grupos relacionados com eles foram encontrados em formações do período Cambriano, é provável que eles tenham aparecido no mesmo período e na era Cenozóica foram encontradas algumas formas em âmbar (resina fossilizada).

Unidades de tempo					Desenvolvimento de plantas e animais
Eon	Era	Período	Ma	Época	
Fanerozóico	Cenozóico	Quaternário		Holoceno	Desenvolvimento do Homem
				Pleistoceno	
			1,8		
		Terciário		Plioceno	"Idade dos Mamíferos"
				Mioceno	
				Oligoceno	
				Eoceno	
				Paleoceno	
			65,5		Extinção dos dinossauros e muitas outras espécies
	Mesozóico	Cretáceo		"Idade dos Répteis"	
			145,5		
		Jurássico			Primeiras plantas com flores Primeiros pássaros
			199,6		
		Triásico			Dinossauros dominantes
			245		Extinção de trilobitas e muitos animais marinhos
	Paleozóico	Permiano		"Idade dos Anfíbios"	
			299		Primeiros répteis
		Carbonífero			Grandes pântanos de carvão
			359		Anfíbios abundantes
		Devoniano			
			416		Primeiros insetos fósseis
		Siluriano			Primeiras plantas terrestres
			443		
		Ordoviciano		"Idade dos Invertebrados"	Primeiros peixes
			488		Trilobitas
		Cambriano			Primeiros organismos com conchas
			542		Primeira fauna de metazoários grandes
Proterozóico		Pré-Cambriano			Primeiros organismos multicelulares
			2500		
Arqueano					Primeiros organismos unicelulares Idade mínima da crosta
			4030		
			4566		Origem do Sistema Solar

Tabela com as eras geológicas

Características gerais dos Nematelmintos

São vermes cilíndricos, não segmentados, a maioria de vida livre que se desenvolvem na água e no solo úmido e alguns são parasitas. Como novidades evolutivas, apresentam o sistema digestivo completo (surge o ânus) e possuem uma ampla cavidade cheia de líquidos entre o tubo digestivo e a parede corporal denominado de pseudoceloma. Essa cavidade, serve como “esqueleto hidrostático”, que mantém a forma do animal e proporciona alguma sustentação. O líquido que ocupa a cavidade corporal permite a distribuição de várias substâncias, como nutrientes, resíduos e gases.

Revestindo o corpo possuem uma epiderme formada por uma única camada de células e uma cutícula espessa e pouco distensível, que nos parasitas, os protege da ação das enzimas digestivas do hospedeiro. Sob a epiderme há uma camada muscular, cujas fibras se dispõem longitudinalmente.

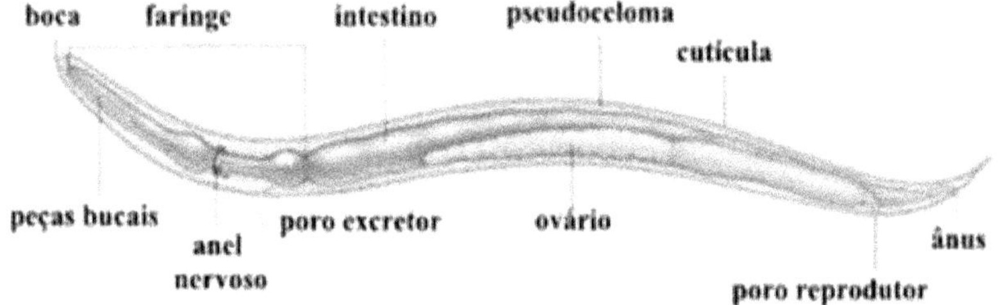

Anatomia básica de uma lombriga fêmea

Não possuem sistema respiratório, portanto, as trocas gasosas ocorrem por difusão na superfície do corpo e alguns parasitas realizam a fermentação lática. Não possuem sistema circulatório e as principais substâncias circulam no corpo por difusão de célula a célula e o líquido do pseudoceloma auxilia na distribuição. O sistema nervoso é ganglionar com um anel nervoso ao redor da faringe e dois cordões nervosos longitudinais, um dorsal e outro ventral. A excreção é feita pelo sistema H ou renetes que eliminam seus excretas. São animais dioicos (sexos separados) com gônadas (testículos ou ovários) que realizam a reprodução sexuada por fecundação gerando ovos.

PRINCIPAIS DOENÇAS PROVOCADAS POR NEMATELMINTOS

Ascaridíase

A ascaridíase é uma infestação causada pela presença da lombriga (*Ascaris lumbricoides*), que se instala no interior do intestino da pessoa doente, sendo comum em áreas com pouco saneamento básico e com pacientes que se alimentam muito fora de casa, em locais que não fazem a higienização adequada dos alimentos. A lombriga é um verme que faz um ciclo monoxeno (necessita de apenas um hospedeiro) e que pode atingir entre 15 cm e 40 cm de comprimento e cada fêmea pode liberar 200 mil ovos todos os dias que são eliminados junto com as fezes da pessoa doente.

É uma verminose que ocorre em todo mundo, mas ela é mais prevalente em países de clima quente e com deficiente condições de saneamento básico. Pode ocorrer em qualquer idade, mas é mais comum nas crianças entre 2 e 10 anos. Cerca de 0,8 a 1,2 milhão de pessoas em todo o mundo têm ascaridíase, com as populações mais afetadas presentes na África subsariana, América latina e Ásia. Existe outro tipo de *Ascaris* que infecta porcos.

Uma equipe da Universidade de Cambridge descobriu ovos de lombriga no esqueleto e ao redor da sepultura do rei Ricardo III (1452 1485) que foi rei da Inglaterra de 26 de junho de 1483 até sua morte em 1485. Apesar da linhagem nobre do Rei, aparentemente seu estilo de vida não o protegeu da infestação parasitária intestinal, muito comum na época.

Contágio

Ocorre por ingestão dos ovos do parasita em alimentos não lavados, na água não tratada ou na mão suja levada à boca. Quando os ovos chegam no tubo digestivo as enzimas digestivas degradam a casca dos ovos e as larvas são liberadas. Para fugirem das enzimas digestivas, as larvas migram para a circulação periférica do intestino e ficam no plasma circulando junto com o sangue. Com o aumento do corpo acabam encalhando nos pequenos vasos sanguíneos do pulmão onde rompem os vasos e caem nas vias aéreas (onde circulam os gases da respiração) e migram até a faringe (garganta). Com a deglutição de líquidos ou alimentação a pessoa, conduz as larvas de volta ao tubo digestivo onde se tornam adultas e iniciam o processo de parasitismo. Quando são engolidas na faringe já estão com cerca de 4mm e ganharam cutícula protetora contra as enzimas digestivas humana (algumas podem ser liberadas durante a tosse).

Sintomas

De modo geral, em seus estágios iniciais, não causa sintomas no paciente. Conforme o número de vermes presentes em seu intestino aumenta, pode surgir uma obstrução intestinal, resultando em sintomas como cólicas abdominais, enjoo, vômitos e inchaço abdominal, onde a barriga do paciente fica visivelmente inchada e grande. Conforme a infestação por esse verme avança, o paciente pode acabar expelindo vermes adultos por meio de vomito, através de inversão do peristaltismo. A ascaridíase também pode fazer com que o paciente desenvolva bronquite, falsa pneumonia com eliminação de sangue pela boca e convulsões, além de extremo cansaço físico e mental.

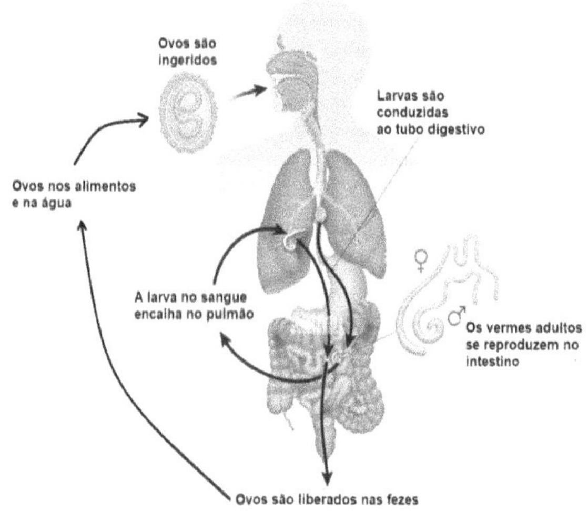

Ciclo de vida da lombriga

Diagnóstico

É geralmente feito através da identificação de ovos de *Ascaris lumbricoides* nas fezes. O problema do exame parasitológico de fezes é que os primeiros ovos só aparecem nas fezes cerca de 40 dias depois do paciente ter se contaminado. Portanto, em fases precoces, como durante o ciclo pulmonar, o exame de fezes costuma ser negativo.

Tratamento

Quando o parasita se encontra apenas no intestino, o tratamento pode ser feito facilmente com o uso de remédios antiparasitários por 1 a 3 dias, ou de acordo com a orientação do médico. Normalmente é recomendado o uso de Albendazol em dose única ou Mebendazol 2 vezes por dia durante 3 dias. No entanto, quando há grande quantidade de lombrigas a ponto de haver obstrução intestinal ou quando o parasita está presente em outros locais do corpo, pode ser necessário realizar cirurgia para remoção do parasita e correção das lesões que possam ter causado.

Profilaxia

São medidas fundamentais para a prevenção: tratar as pessoas doentes, saneamento básico, beber somente água filtrada ou fervida, lavar bem as mãos e os alimentos antes de comer e lavar as mãos após ir ao banheiro ou trocar fraldas das crianças.

Amarelão (Ancilostomose e Necatoriase)

São doenças que podem provocar forte anemia, por isso, a denominação de amarelão devido à manifestação pálida do doente. Esses parasitas são conhecidos vulgarmente por ancilostomídeos e ambas espécies provocam infestações intestinais. As duas doenças mais comuns entre seres humanos são a ancilostomose, causada pela espécie *Ancylostoma duodenale*, e a necatoríase, causada pela espécie *Necator americanus*.

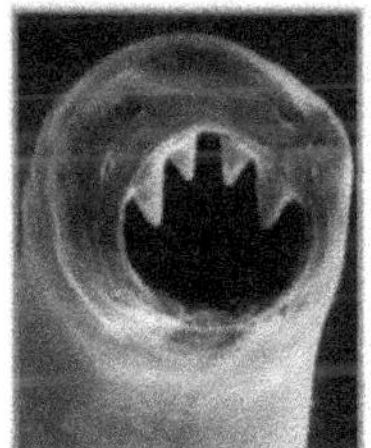

Ancylostoma duodenale

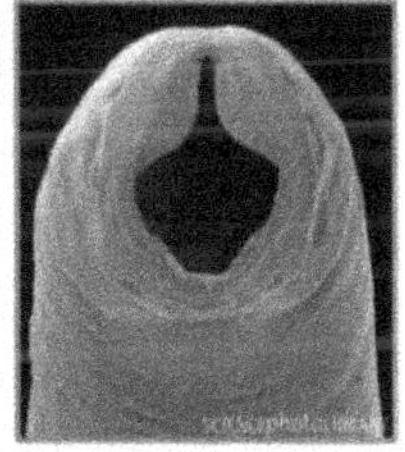

Necator americanus

Imagens da boca dos principais Ancilostomídeos.

O macho (5 a 9mm) é menor que a fêmea (9 a 11mm).

O amarelão é uma doença que possui registros antigos. Papiros egípcios de 1.600 A.C., já assinalavam a sua ocorrência. Avicena, médico persa que viveu no século X da nossa era, foi o primeiro a encontrar os vermes nos intestinos de doentes e responsabilizá-los pela anemia decorrente por serem sugadores de sangue. Na Europa era a doença conhecida por Anemia dos Mineiros, tomando nomes diversos conforme o país em que era constatada. No Brasil era antigamente nomeada por opilação, amarelão ou anemia tropical.

Embora as doenças apresentem espécies de parasitas diferentes, o contágio, sintomas e profilaxia são os mesmos e, portanto, serão tratados agrupados.

> *Jeca Tatu é uma personagem criada por Monteiro Lobato em sua obra Urupês, que contém 14 histórias baseadas no trabalhador rural paulista. Simboliza a situação do caipira, abandonado pelos poderes públicos brasileiros, às doenças, ao atraso econômico, educacional e à indigência política. A frase de Monteiro Lobato: "O Jeca Tatu não é assim, ele está assim", relata sua fraqueza, "preguiça" e falta de vontade de trabalhar caracterizado pela infestação de vermes porque não gostava de usar sapatos, era pobre, ignorante e avesso aos hábitos de higiene urbanos. Morava na região do Vale do Paraíba Paulista, distinta por seu atraso. As histórias de Monteiro Lobato vão além de divertir e entreter o público infantil. Com muitas delas, ele trouxe à tona os problemas de saúde pública existentes no Brasil. Jeca Tatu é uma das personagens que serviu como ferramenta de campanha em favor do saneamento, além de esclarecer e educar a população sobre essa doença tropical que, na época, vitimava milhões de brasileiros e era tão negligenciada.*

Em 1838 Dubini, médico Italiano, autopsiando uma mulher milanesa, encontrou em seus intestinos o verme causador da ancilostomose, descrevendo-o com detalhes e nomeou-o *Ancylostoma duodenale*, sem, contudo, suspeitar do seu papel patológico.

Somente Griesinger, em 1851, demonstrou ser o parasita intestinal o causador da chamada Clorose do Egito, encontrando o verme nos intestinos de numerosos cadáveres que necropsiou e assinalando a presença de pequeninos pontos hemorrágicos na mucosa intestinal, produzidos pelo verme para o ato de sugar sangue de suas vítimas.

J. Rodrigues de Moura, notável médico brasileiro, ainda quando estudante de medicina, em 1875, não só defendeu as ideias de Griesinger, como ainda emitiu a hipótese, mais tarde plenamente confirmada pelos trabalhos de Looss, da penetração das larvas do parasita pela pele íntegra das pessoas, as quais mais tarde se tornam parasitadas pelos vermes, abrigando-os em seus intestinos.

Contágio

Ocorre quando as larvas livres no solo entram na circulação humana através da pele. Esse contato geralmente ocorre nos pés ou nas mãos do ser humano no caso da espécie *Necator americanus*. As larvas de *Ancylostoma duodenale* também podem penetrar pela pele, mas diferente do *Necator americanus*, elas também podem entrar no organismo humano pela via oral. Quando estão na pele, as larvas se movimentam continuamente e buscam a circulação linfática ou sanguínea. Ao atingem a circulação, aproximadamente 3 a 5 dias elas chegam ao coração ou aos pulmões. Nos pulmões, as larvas passam para a luz dos alvéolos pulmonares e chegam às vias aéreas (onde passa o ar da respiração) e as secreções brônquicas e os movimentos ciliares da mucosa dos brônquios, bronquíolos e traqueia fazem com que as larvas subam para a laringe e faringe do hospedeiro (a passagem pelos pulmões é conhecida como ciclo pulmonar). Agora as larvas são engolidas junto com a água e alimentos e são levadas para o intestino. No intestino as larvas completam sua maturação e se transformam em vermes adultos. Há o amadurecimento sexual dos machos e das fêmeas que já podem se reproduzir para originar os ovos.

> *Como citamos anteriormente, as larvas de Ancylostoma duodenale também podem ser ingeridas com alimentos ou com água contaminada. Quando realizam esse caminho elas não passam pelo ciclo pulmonar, e completam sua evolução no tubo digestivo.*

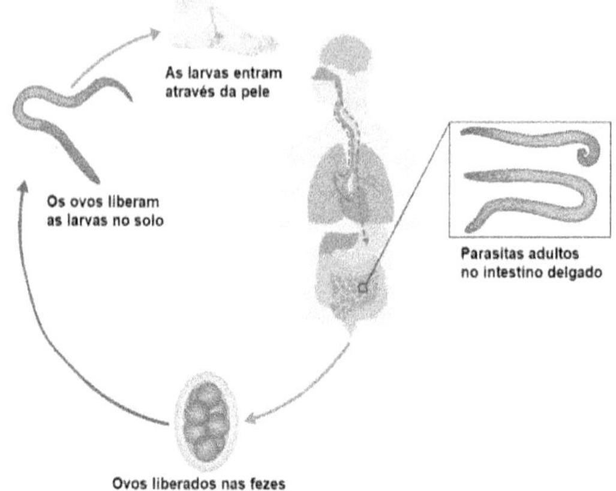

Ciclo de vida do Ancylostoma e do *Necator*

Sintomas

Essas doenças são geralmente assintomáticas. Quando são observados sintomas, eles geralmente estão relacionados ao estágio de desenvolvimento do parasita e ao local da infestação no hospedeiro. Os sintomas em muitos casos começam quando há penetração na pele, na forma de uma reação eritematosa localizada (coceira). Durante o estágio pulmonar, pode ocorrer tosse, espirro, bronquite, hemoptise (expectoração de sangue) e falsa pneumonia, denominada eosinofílica (síndrome de Loeffler). Também pode-se observar: diarreia, vômitos, dores abdominais e vestígios de sangue nas fezes. Esses sintomas geralmente são autolimitados e não necessitam de intervenção clínica. A principal característica dessas doenças é a anemia. Isso ocorre pelo consumo direto de ferro pelo parasita ou pela perda de sangue pela ligação do parasita ao intestino. Ocasionalmente, alguns pacientes podem sentir vontade de comer terra (geofagia).

Diagnóstico

O primeiro passo é fazer um exame físico detalhado. Ao desconfiar de infecção pelos parasitas, é necessário solicitar um exame de fezes para identificar os ovos do parasita. Além disso, a eosinofilia (aumento do número de eosinófilos) também é um achado laboratorial quase sempre presente em pessoas infectadas por ancilóstomos.

Tratamento

Tem como objetivo promover a eliminação do parasita, aliviar os sintomas e tratar a anemia. Normalmente, o médico inicia o tratamento com suplementos de ferro, com o objetivo de tratar a anemia, e, a partir do momento de os níveis de hemácias e hemoglobina estão mais normalizados, é iniciado o tratamento com antiparasitários, como Albendazol e Mebendazol, que devem ser utilizados de acordo com a orientação médica.

Profilaxia

As principais medidas profiláticas são: Saneamento básico adequadas; uso de calçados em situações de contato com a terra; manter atenção ao local de brincadeira das crianças; tratar adequadamente os doentes para evitar novas contaminações.

Bicho geográfico (larva migrans)

Essa doença é o amarelão de cães e gatos, portanto, um parasita nematelminto intestinal das espécies *Ancylostoma brasiliensis* ou *Ancylostoma caninum*. Nos animais os sintomas são iguais ao amarelão humano, entretanto, as larvas que saem dos ovos liberados nas fezes do cão e gato podem entrar na nossa pele e provocar um dano local que é denominado de larva migrans ou bicho geográfico. O nome bicho geográfico deve-se à manifestação das lesões cutâneas que parecem mapas e o nome larva migrans deve-se à movimentação das larvas na nossa pele.

Contágio

Ocorre pela penetração das larvas na pele humana. Nos animais o contágio também é pela pele quando um animal caminha em locais onde um animal doente defecou. Não existe contágio de uma pessoa para outra.

Sintomas

Pode aparecer um ponto vermelho e saliente no local por onde a larva penetrou. Os outros que podem demorar de minutos até semanas para manifestar-se incluem: Coceira intensa no local; linhas tortuosas e vermelhas e inchaço no caminho das larvas. A lesão pode progredir cerca de 1 cm por dia no tecido subcutâneo, uma vez que a larva não consegue atingir os intestinos do doente, como ocorre nos cães e gatos. Embora raros, há casos da doença sujeitos a complicações, porque as larvas eliminam toxinas que podem causar quadros graves de alergia, tosse e falta de ar.

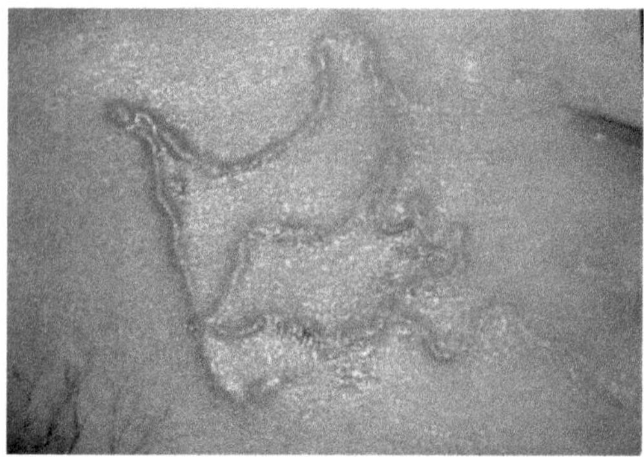

Local onde a larva migrans se deslocou na pele

Diagnóstico

É clínico baseado nos sinais característicos que a larva migrans deixa na pele e no histórico de cada paciente. É sempre importante levar em consideração a existência de surtos da doença nos ambientes que a pessoa frequenta. Em alguns casos, pode ser necessário estabelecer o diagnóstico diferencial com outras doenças de pele que apresentam lesões semelhantes a fim de orientar o tratamento.

Tratamento

Em poucos casos dispensa tratamento específico, porque as lesões desaparecem espontaneamente. No entanto, não está afastado o risco de que possam reaparecer tempos depois. Recomenda-se a aplicação de gelo sobre a lesão na pele aliviando a coceira e a diminuindo o edema. De maneira geral, está estabelecido que a baixa temperatura ajuda a matar a larva. Por isso, há quem defenda o emprego de neve carbônica (gelo seco) e do cloreto de etila como alternativa terapêutica nas infecções pelo bicho geográfico.

Profilaxia

Realização de exames periódicos em cães e gatos e o tratamento, caso estejam contaminados; impedir o acesso de animais a praias e tanques de areia em escolas e parques e andar calçado, evitando o contato com a areia e sempre sentando em cadeiras e toalhas.

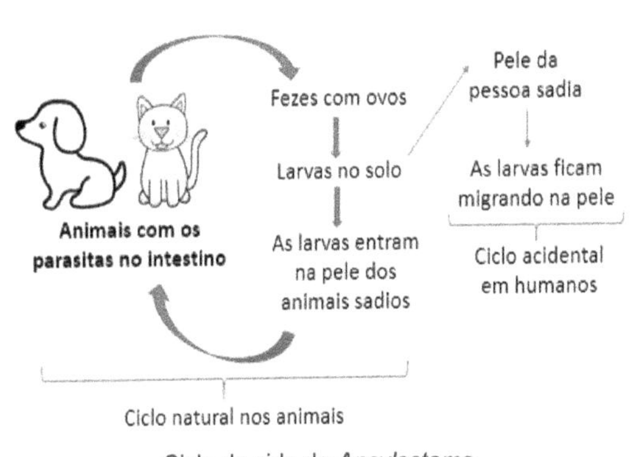

Ciclo de vida do *Ancylostoma*

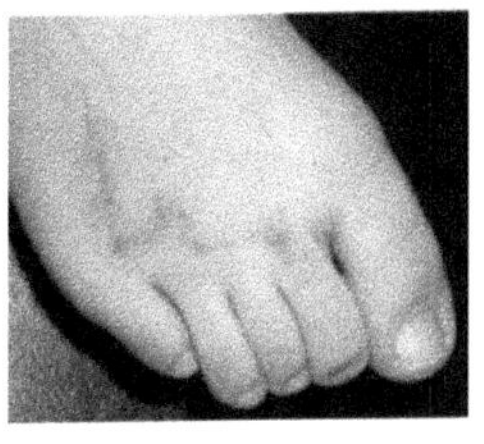

Lesão na pele provocada pelo *Ancylostoma brasiliensis*.

Enterobiose (oxiuríase)

É uma verminose intestinal causada pelo nematóide *Enterobius vermicularis* ou *Oxyuris vermicularis* (nome antigo) que se localiza preferencialmente no ceco, apêndice, reto e ânus. Os vermes adultos são cilíndricos, de cor branca, sendo que as fêmeas medem cerca de 8 a13 mm e os machos medem cerca de 3 a 5 mm. Geralmente parasitam crianças, mas podem infestar adultos.

Contágio

O homem é o único hospedeiro e sua transmissão ocorre pela ingestão dos ovos dos parasitas que são eliminados pelas fezes das pessoas infestadas.

Sintomas

Geralmente assintomático, sendo o sintoma mais frequente é o prurido anal noturno (coceira no ânus), causado pela migração das fêmeas do intestino grosso até a região anal para desovar. Pode levar o indivíduo a coçar-se e a produzir escoriações na pele, que abrem caminho a infecções bacterianas. Nas mulheres, o verme pode migrar para a vulva e vagina, causando prurido vulvar e corrimento vaginal. As manifestações digestivas registradas são náuseas, vômitos, dores abdominais e raramente evacuações sanguinolentas.

Diagnóstico

Os sintomas, muitas vezes, podem ser suficientes para o diagnóstico. Outro fato que facilita o diagnóstico, é a observação de vermes na roupa íntima ou na cama dos pacientes. Mas o que realmente confirma a presença de enterobíase é o exame parasitológico, embora o exame das fezes não costuma apresentar muito sucesso no diagnóstico, pode-se utilizar o método da fita gomada que consiste em aplicar uma fita adesiva sobre a pele da região perianal. Os ovos e fêmeas, quando presentes, aderem à superfície adesiva da fita. Quando essa fita é removida, ela pode ser colada em uma lâmina e observada ao microscópio.

Tratamento

É feito com a utilização dos seguintes medicamentos anti-helmínticos: Mebendazol, Pamoato ou Emboato de Pirantel, Piperazina e Pamoato de Pervínio.

Profilaxia

As principais medidas são: Saneamento básico, educar a população em hábitos de higiene pessoal, eliminar as fontes de infestação através do tratamento do paciente e de todos os membros da família. Trocar periodicamente as roupas de cama, ferver as roupas íntimas e toalhas de banho, lavar as mãos antes das refeições e manter limpas as instalações sanitárias.

Filariose (elefantíase)

É uma doença parasitária crônica, considerada uma das maiores causas mundiais de incapacidades permanentes. É causada pelo verme nematoide *Wuchereria Bancrofti* e transmitida pela picada do mosquito *Culex* (com mais de 300 espécies) infectado com larvas do parasita. Entre as manifestações clínicas mais importantes da Filariose Linfática estão edemas (inchaços) de membros, seios e bolsa escrotal, que podem levar a pessoa à incapacidade.

> *Podemos diferenciar filariose de elefantíase, sendo a filariose quando a pessoa ainda possui os vermes no corpo. A elefantíase é a manifestação (sem cura) da doença, quando ocorrem a destruição dos vãos linfáticos provocando os edemas.*

Acredita-se que o nascimento da entomologia médica ocorreu com a descoberta de Patrick Manson de que mosquitos transmitiam a filariose. Suas observações sobre o ciclo de vida e as características clínicas da doença, bem como a demonstração da periodicidade noturna das microfilárias, resultaram em uma explosão do interesse pelas doenças transmitidas por insetos e colaboraram para a descoberta por Ross do vetor da malária.

Relatos de sintomas da doença foram citados em documentos remontando à Grécia e à Roma Antiga, mas como estes sintomas podem resultar de outras causas, não podem atribuí-los com certeza à filariose. Mas, podemos atribuir que locais locais onde ainda hoje há abundância de vetores e condições climáticas favoráveis, como no Egito e na África, registros sobre elefantíase com certeza devem-se à filariose.

Relatos de um século antes de Cristo, feito por Lucretius Caius afirmava que viver perto do Nilo era a causa dos numerosos casos de elefantíase. A estátua do faraó Mentuhotep, de cerca de 2000 a.C., mostra o inchaço característico das pernas. Até uma maldição podemos observar sobre os habitantes de Goa (estado da Índia que situa-se entre Maarastra a norte e Carnataca a leste e sul, na costa do mar da Arábia, a cerca de 400 km a sul de Bombaim) no final do século XVI, onde o explorador holandês John Hugen Linschoten (1563-1611) afirmou que os descendentes daqueles que mataram São Tomé foram “amaldiçoados por Deus, por isso nasceram com uma de suas pernas e um pé, do joelho para baixo, grossos como as pernas de um elefante.”

O primeiro registro de microfilária em seres humanos foi feito por Demarquay, em 1863, no fluido leitoso da hidrocele de um paciente cubano que operara em Paris. Em 1866, Otto Wucherer descobriu microfilárias na urina de seus pacientes com hematúria (presença de sangue na urina) e quilúria (presença de quilo – líquido linfático – na urina) na Bahia. Em 1872, Timothy Lewis, trabalhando em Calcutá, Índia, confirmou as observações de Wucherer e detectou microfilárias também no sangue, estabelecendo sua relação com a elefantíase. Pouco depois, Patrick Manson, em Amoy, na China, estabeleceu uma correlação clara entre a presença de microfilárias no sangue e as principais complicações da filariose. Em 1877, Joseph Bancroft descobriu um verme ao examinar o fluido de um paciente com um abcesso no braço, uma complicação rara da doença. Enviou este material para o mais influente helmintologista médico, Stephen Cobbold, que o chamou de *Filaria bancrofti* em uma nota para a revista Lancet. Em seguida, Bancroft detectou mais vermes em uma hidrocele. No mesmo ano, Silva Lima e dos Santos publicaram seus relatos de suas descobertas de vermes adultos. Em 1880, Manson encontrou vermes adultos em tecidos removidos cirurgicamente. Foi somente em 1921 que o nome *Wuchereria bancrofti* foi aceito.

Contágio

A transmissão da Filariose Linfática se dá pela picada do mosquito *Culex* infestado com larvas do parasita. Após a penetração na pele, as larvas infectantes migram para região dos linfonodos (gânglios), onde se desenvolvem até a fase adulta. Havendo o desenvolvimento de parasitos de ambos os sexos, ocorrerá a reprodução deles, com eliminação de grande número de microfilárias para a corrente sanguínea, o que propiciará a infecção de novos mosquitos, iniciando-se um novo ciclo de transmissão.

> *Após anos de esforços, esta doença está em fase de eliminação no Brasil. A área endêmica está restrita à Região Metropolitana de Recife, tendo o ano de 2017 como o último com identificação de caso confirmado.*

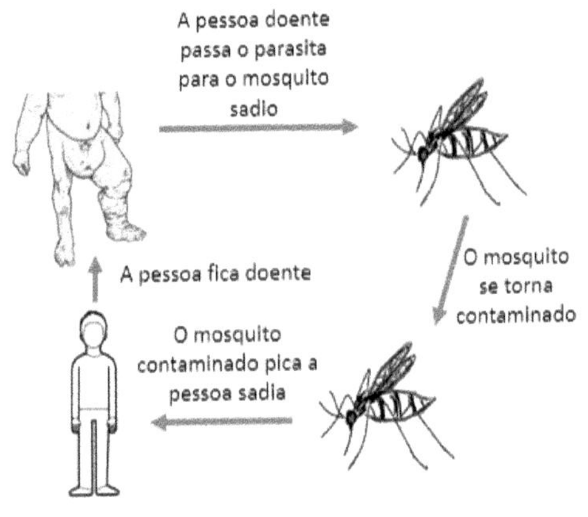

Ciclo de vida do parasita

Sintomas

Geralmente estão relacionados ao entupimento dos vasos linfáticos impedindo-os de drenarem partes corpóreas e promovendo inchaços. No entanto, como os quadros clínicos e os sintomas são semelhantes ao de outras doenças, é preciso que sua caracterização seja feita criteriosamente por meio de diagnóstico específico.

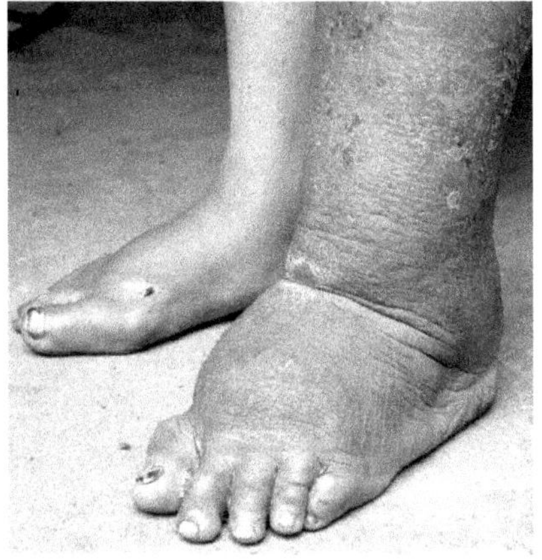

Edema que provoca a elefantíase

Diagnóstico

Deve ser específico e detalhado, para descartar a hipótese de outras doenças. Os testes laboratoriais que comprovam a presença do verme parasita causador da doença são: Exame direto em lâmina; hemoscopia positiva e ultrassonografia, que pode demonstrar a presença de filarias nos canais linfáticos.

Tratamento

Como a Filariose Linfática está em vias de eliminação no Brasil, seja realizada a identificação morfológica do parasito antes do tratamento específico com a Dietilcarbamazina (DEC). O procedimento de identificação se faz por meio do encaminhamento de material biológico para o Laboratório do Serviço de Referência Nacional em Filarioses (SRNF) no Instituto Aggeu Magalhaes (IAM) Fiocruz. A droga de escolha é a DEC na forma de comprimidos, de 50mg da droga ativa, sua administração se dá por via oral e apresenta rápida absorção e baixa toxicidade. Esta droga tem efeito micro e macro filaricida, com redução rápida e profunda da densidade das microfilárias no sangue, por isso sua indicação é para aquelas pessoas com infecção ativa.

Profilaxia

As principais são: Eliminar as filárias nas pessoas doentes evitando contaminações de mosquitos, usar inseticidas, repelentes, cortinados e telas nas janelas, além de usar roupas que cubram o corpo, evitar água parada e acúmulo de lixo reduzindo as chances de reprodução do mosquito.

Oncocercose

É uma infestação causada pelo nematódeo filarioide *Onchocerca volvulus* que são transmitidos através de insetos borrachudos (do gênero *Simulium*). Os sintomas são nódulos subcutâneos, prurido, dermatite, adenopatia, atrofia e formação de cicatrizes na pele, e lesões nos olhos que podem levar à cegueira.

Até fins do século XIX a oncocercose era conhecida apenas na África, e na virada do século XIX para o XX, casos começaram a ser notificados em várias localidades, o que possibilitou um mapeamento mais preciso da incidência da doença. A busca do agente transmissor da doença intensificou-se e em 1904, em excursão ao rio Uelé (afluente do Rio Ubangui, que por sua vez, é um afluente do rio Congo), o parasitologista francês Émile Brumpt chamou a atenção para a prevalência da doença entre aqueles que habitavam as suas margens e sugeriu a possibilidade de transmissão por algum inseto hematófago comum na área, o que foi comprovado depois.

Em 1915, o médico guatemalteco Rodolfo Robles atendeu uma paciente com enrijecimento e inchaço na face e problemas oculares. Posteriormente, constatou que esse quadro clínico era comum na região costeira daquele país, sendo chamado pelos nativos de "*erisipela de la costa*". Ao examinar o material do nódulo extirpado de um segundo paciente com os mesmos sintomas, Robles observou a presença de pequenos vermes, que associou aos distúrbios oculares comuns em pacientes que apresentavam aqueles nódulos subcutâneos. O parasitologista francês Émile Brumpt confirmou a identificação dos vermes como pertencentes ao gênero *Onchocerca*. Robles enunciou a hipótese de que o transmissor deveria ser um inseto sugador de sangue, possivelmente um simuliídeo.

No Brasil, os simuliídeos começavam a ser investigados como possíveis transmissores de doenças. Em 1909, o médico e cientista Adolpho Lutz, dando continuidade a seus estudos sobre dípteros sugadores de sangue, publicou estudo sobre as espécies brasileiras de simuliídeos, no qual declarou não haver evidências de que seriam transmissores de doenças infecto-parasitárias.

Após a descoberta de Robles, começaram a surgir no México casos similares à síndrome identificada na costa guatemalteca, com relatos de povoações inteiras com graves problemas oculares, inclusive cegueira. Focos foram encontrados nos estados de Oaxaca (serra de Ixtlán) e Chiapas (Soconusco e Chamula). Estudos subsequentes demonstraram que a incidência da doença era maior em áreas florestadas de altitude e em regiões produtoras de café, sendo o sul de Chiapas uma área hiperendêmica, o que foi relacionado com os movimentos migratórios entre esta região e o outro foco endêmico, Huehuetenago, na Guatemala.

A preocupação com o avanço da oncocercose na América da Norte levou médicos do Departamento de Medicina Tropical da Universidade de Harvard a se interessarem pela doença, e empreenderem rigorosa investigação nas três Américas. Já em 1924, a Amazônia brasileira era visitada pela expedição de Hamilton Rice, médico e explorador norte-americano que realizou levantamentos geográficos e médicos na bacia do rio Branco até a nascente de seu afluente Uraricoera, na serra Parima. Os médicos da expedição realizaram extenso inventário das doenças locais e coletaram animais de vários grupos zoológicos potencialmente vetores ou transmissores de doenças. A oncocercose não foi localizada na região, muito embora simuliídeos tenham sido coletados e examinados àquela época. A oncocercose foi detectada no Brasil em 1967, justamente em área próxima à região investigada em 1924 pela expedição Rice.

Contágio

A transmissão da oncocercose se dá pela picada do inseto borrachudo infestado com larvas do parasita. O ciclo de transmissão se inicia quando o inseto pica uma pessoa infestada e suga microfilárias juntamente com o sangue. Ocorre então uma maturação das microfilárias no interior do inseto, transformando-se em formas infestantes e numa próxima picada do inserto, o parasita é injetado na circulação do indivíduo. Decorrido cerca de um ano, o parasita se transforma em verme adulto e passa a produzir um número muito grande de microfilárias, as quais se disseminam por todo o corpo.

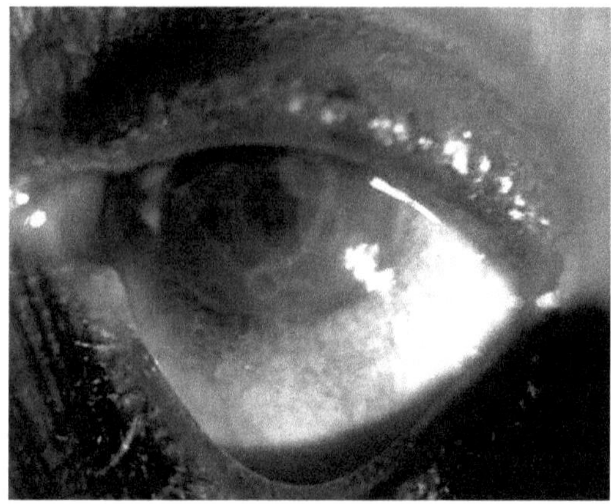

Lesão ocular promovida pelo parasita. Pode-se observar o parasita no olho.

Sintomas

O principal sintoma da oncocercose é a perda progressiva da visão devido à presença de microfilárias nos olhos, que se não tratada pode levar à cegueira. Outras manifestações clínicas características da doença são: Oncocercoma, que corresponde à formação de nódulos subcutâneos e móveis que contêm vermes adultos. Esses nódulos podem aparecer na região pélvica, tórax e cabeça, por exemplo, e são indolores enquanto os vermes estão vivos, quando morrem provocam um intenso processo inflamatório, se tornando bastante doloroso. Também pode aparecer a oncodermatite, também chamada de dermatite oncocercosa, que é caracterizada pela perda da elasticidade da pele, atrofia e formação de pregas que acontece devido à morte das microfilárias que estão presentes no tecido conjuntivo da pele e Lesões oculares, que são lesões irreversíveis causadas pela presença de microfilárias nos olhos que pode resultar em cegueira completa. Além disso, podem haver lesões linfáticas, em que as microfilárias podem atingir os linfonodos perto das lesões cutâneas e causar danos.

Diagnóstico

Deve ser feito pelo clínico geral, infectologista ou oftalmologista a partir da avaliação dos sinais e sintomas apresentados pela pessoa. Além disso, pode ser solicitado pelo médico a realização de exames que ajudem a confirmar o diagnóstico, como exames oftalmológicos e exames de sangue em que são procuradas microfilárias entre as hemácias. Em alguns casos, o médico pode também indicar a realização de ultrassom, para verificar a formação de nódulos pelo parasita, e exames moleculares, como a PCR, para identificar a *Onchocerca volvulus*. Além desses exames, o médico pode solicitar a realização de exame histopatológico, em que é feita biópsia de um pequeno fragmento de pele para identificar as microfilárias e excluir a ocorrência de outras doenças, como adenopatias, lipomas e cistos sebáceos, por exemplo.

Tratamento

É feito com o uso do antiparasitário Ivermectina, que é muito eficiente contra a microfilária, pois é capaz de provocar sua morte sem causar efeitos colaterais muito graves. Apesar de ser muito eficiente contra as microfilárias, a Ivermectina não possui efeito sobre as larvas adultas, sendo necessário retirar cirurgicamente os nódulos contendo essas larvas.

Profilaxia

A melhor forma de prevenir a infestação pelo *Onchocerca volvulus* é tratando as pessoas doentes para evitar contaminações a novos insetos, utilizar inseticidas, repelentes e roupas adequadas, principalmente em regiões que o inseto é mais prevalente (leitos de rios).

Strongiloidose (strongiloidíase)

É uma verminose muito parecida com o amarelão, causada pelo nematelminto *Strongyloides stercoralis* que parasita o intestino delgado do homem. A forma adulta parasitária é a fêmea partenogenética que mede cerca de 2 a 3 mm de tamanho que libera ovos que são eliminados junto com as fezes da pessoa doente. Os ovos eliminados produzem as larvas filarioides infectantes. Os machos vivem sempre livres no solo, alimentando-se de detritos orgânicos por toda a vida.

> *Partenogênese é o desenvolvimento do óvulo em um novo indivíduo sem fertilização. Portanto, pode-se dizer que a partenogênese consiste na geração de um embrião a partir de um gameta feminino sem qualquer contribuição genética de um gameta masculino.*

É endêmica em áreas rurais de regiões tropicais e subtropicais, onde a ocorrência global é estimada em pelo menos 100 milhões de casos. As regiões do Sudeste Asiático, da África e do Pacífico Ocidental são responsáveis por aproximadamente três quartos de todas as infestações em todo o mundo. A estrongiloidíase também ocorre esporadicamente em áreas temperadas, como América do Norte, sul da Europa, Japão e Austrália.

Contágio

A infecção no homem ocorre por penetração ativa das larvas na circulação humana através da pele. Outra forma de contágio pode ser a ingestão de água ou alimentos contaminados com larvas infectantes.

Sintomas

Pode ser assintomático, mas casos sintomáticos apresentam inicialmente alterações cutâneas com pontos eritematosos, que aparecem nos lugares de penetração das larvas, acompanhadas de prurido, edema local e urticária. Como realiza ciclo pulmonar a falsa pneumonia é observada e também: Diarreia, dor abdominal, constipação, anorexia, náuseas, vômitos e dor epigástrica que pode simular quadro de úlcera péptica, desidratação, síndrome de má absorção e acentuada perda de peso.

Diagnóstico

A investigação é através do exame protoparasitológico de fezes (PPF) com três amostras para microscopia (coletadas em dias separados). Outro exame importante é a sorologia, que apresenta em ensaios ELISA sensibilidade entre 83% e 89% e especificidade de 97%. Outra técnica que pode ser utilizada é a imunofluorescência indireta. Na presença de outras infestações helmínticas há o risco de um resultado falso-positivo particularmente em pacientes com filariose, onde até 60% dos pacientes podem apresentar resultado falso-positivo.

Tratamento

O tratamento para estrongiloidíase normalmente é feito com medicamentos antiparasitários, em comprimido, orientados pelo clínico geral, como: Albendazol, Tiabendazol, Nitazoxanida e Ivermectina.

Profilaxia

As principais medidas profiláticas são: Saneamento básico adequados; uso de calçados em situações de contato com a terra; manter atenção ao local de brincadeira das crianças; tratar adequadamente os doentes para evitar novas contaminações.

Triquinose (triquinelose, triquiníase)

A triquinose é uma infestação causada pelo nematódeo *Trichinella spiralis* que adquirimos ao comermos carne crua ou malcozida contaminada pelo verme. Este parasita é hospedeiro natural do rato e quando as carcaças de ratos são ingeridas por suínos os parasitas podem se manter vivos e, se uma pessoa ingere a carne do porco mal cozida os parasitas podem penetrar na mucosa intestinal do homem onde ficam adultos e multiplicam-se e as fêmeas liberam ovos que eclodem liberando as larvas que se espalham pelo sangue e pela linfa, alcançando as células-alvo, que são as células musculares estriadas. As microlarvas invadem as células sem destruí-las, dando origem a cápsulas que no seu interior se aninham, adquirindo a forma de espiral, permanecendo por anos até serem ingeridas por outro animal.

Contágio

Ocorre por ingestão de carne crua, malcozida ou subprocessada de um animal que transporte o parasita. Na maioria das pessoas, as infestações acontecem comendo principalmente carne de porco, especialmente nas regiões onde os porcos são alimentados com restos de carne crua e lixo. Também pode ocorrer pela ingestão de carne de outro animal contaminado.

Sintomas

Pode ser assintomática, mas depende da quantidade de larvas invasoras, dos tecidos comprometidos e do estado físico geral do indivíduo acometido. Normalmente, os sintomas intestinais iniciam-se dentro de 1 a 2 dias após a ingestão do alimento contaminado, havendo também a presença de febre baixa. Contudo, é rara a manifestação da larva durante os primeiros 7 a 15 dias pós-infestação. Os sintomas mais comuns são: Dor muscular; febre persistente; dor nos olhos e sensibilidade à luz; inchaço do rosto, especialmente ao redor dos olhos; cansaço excessivo; dor de cabeça; vermelhidão e coceira na pele.

Diagnóstico

Geralmente é feito pelo clínico geral por meio da avaliação dos sintomas apresentados e histórico da pessoa, incluindo os hábitos alimentares. Caso haja suspeita, é necessário realizar exames laboratoriais para identificação das larvas e confirmação do diagnóstico. Assim, normalmente é solicitada a realização de hemograma, em que é identificada eosinofilia, e biópsia muscular seguida de exame microscópico para identificação das larvas nos músculos. Também podem ser realizados exames imunológicos com o objetivo de detectar anticorpos contra a doença.

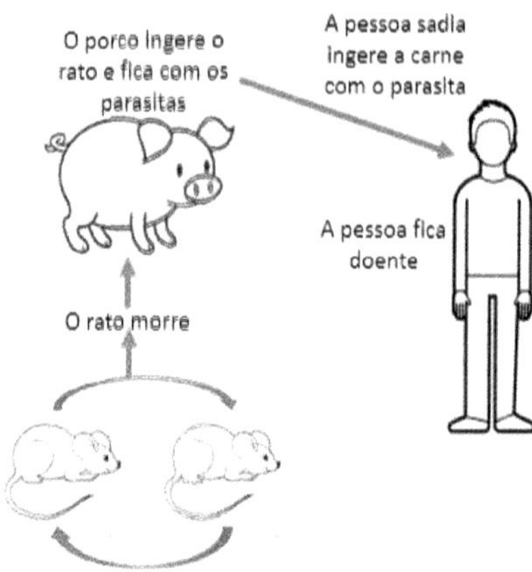

Ciclo simplificado da vida do *Trichinella*

Tratamento

Geralmente são feitos tratamentos para aliviar os sintomas, podendo ser recomendado o uso de remédios analgésicos, como Paracetamol ou Dipirona, por exemplo, e corticoides, como Dexametasona ou Hidrocortisona, para aliviar a dor ou o desconforto. O clínico geral ou infectologista normalmente indica o uso de remédios anti-parasitários, como o Mebendazol e o Albendazol, por exemplo. Em casos mais graves, pode ser recomendado também o uso de Tiabendazol. Durante o tratamento, o paciente deve fazer repouso, beber cerca de 2 litros de água por dia e evitar fazer esforços.

Profilaxia

A prevenção da triquinose envolve o consumo de carne de porco (ou outro animal) e seus derivados bem cozidos, já que a transmissão da triquinose acontece devido à presença da larva na carne crua ou malpassada. Além disso, uma forma de evitar a contaminação é por meio do congelamento da carne por cerca de 24 horas, pois assim é possível inativar as larvas e evitar que causem infestação.

LEITURA COMPLEMENTAR

O QUE É UM VERMÍFUGO?

O termo verme é uma forma não científica de descrever qualquer animal de corpo alongado e mole, que não possui membros nem esqueleto interno ou externo, como uma minhoca, por exemplo. Os animais dos filos platelmintos e nematelmintos recebem o sufixo helminto como referência a vermes.

Vermes também é muito usado pela população leiga para descrever os vários tipos de organismos que podem parasitar o nosso trato intestinal, como amebas, giárdia, áscaris e tênias. Sendo assim, vermífugo é o nome dado de forma genética aos medicamentos utilizados no tratamento dos parasitas intestinais. Como vários medicamentos foram citados anteriormente, vamos resumi-los em um simples texto.

Albendazol – É um anti-helmíntico que pertence à classe dos benzimidazólicos. Esse antiparasitário é um dos mais usados na prática médica devido à extensa lista de vermes contra os quais ele é eficaz. Constuma ser indicado para o tratamento de infecções por: *Ascaris lumbricoides, Enterobius vermicularis, Necator americanus, Ancylostoma duodenale, Ancylostoma caninum, Ancylostoma brasiliense, Trichuris trichiura, Strongyloides stercoralis, Echinococcus granulosus, Giardia lamblia, Taenia spp., Toxocara canis* e *Hymenolepis nana*. Entre os nomes comerciais mais famosos do albendazol estão: Zentel, Zolben, Parasin, Albel, Mebenix e Albentel. Os efeitos colaterais mais comuns do albendazol são: dor abdominal, náuseas ou elevação das enzimas hepáticas. Este medicamento deve ser evitado na gravidez, exceto em situações extraordinárias, nas quais o médico avaliar que o risco da parasitose para a gravidez é maior que o do medicamento.

Cambendazol – É o medicamento da classe dos benzimidazólicos com menor espectro de ação. Este fármaco é eficaz contra *Ancylostoma brasiliense, Ancylostoma caninum* e *Toxocara canis*, mas a sua principal indicação é o tratamento do *Strongyloides stercoralis*. O nome comercial do cambendazol é Cambem. A associação de cambendazol com mebendazol é vendida sob o nome comercial Exelmin. Os efeitos colaterais mais comuns do cambendazol são: dor abdominal, náuseas, diarreia, vômitos, flatulência, anorexia, tontura, sonolência e dor de cabeça. Este medicamento deve ser evitado na gravidez, exceto em situações extraordinárias, nas quais o médico avaliar que o risco da doença para a gravidez é maior que o do medicamento.

Ivermectina - É um anti-helmíntico semissintético, produto da fermentação da bactéria *Streptomyces avermitilis*. Além da atividade contra helmintos, ele também age contra parasitos não intestinais, como o piolho e a sarna. É de amplo espectro, eficaz contra *Strongyloides stercoralis, Ascaris lumbricoides, Enterobius vermicularis, Trichuris trichiura, Onchocerca volvulus, Pediculus humanus capitis* (piolho), *Sarcoptes scabiei* (sarna) e *Wuchereria bancrofti*. Entre os nomes comerciais mais famosos da ivermectina estão: Ivermec, Iverneo, Leverctin, Revectina, Plurimec e Vermectil. Os efeitos colaterais mais comuns da ivermectina são: diarreia, náusea, falta de disposição, dor abdominal, falta de apetite, constipação e vômitos. A ivermectina não deve ser administrada em grávidas, durante o aleitamento materno nem em crianças com menos de 15 quilos.

Levamisol – É um anti-helmíntico utilizado para o tratamento do *Ascaris lumbricoides*. O nome comercial do levamisol é Ascaridil. Os efeitos colaterais mais comuns são: náuseas, vômitos, diarreia e cólicas abdominais. O levamisol não deve ser utilizado durante a gravidez.

Mebendazol – É um anti-helmíntico que pertence à classe dos benzimidazólicos. O seu espectro de ação é semelhante ao do albendazol, porém com algumas restrições, como a falta de ação eficaz contra *Strongyloides stercoralis*. Costuma ser indicado para o tratamento de infecções por: *Ascaris lumbricoides, Enterobius vermicularis, Necator americanus, Ancylostoma duodenale, Ancylostoma caninum, Ancylostoma brasiliense, Trichuris trichiura, Toxocara canis, Giardia lamblia, Taenia spp.* e *Echinococcus granulosus*. Entre os nomes comerciais mais famosos do mebendazol estão: Pantelmin, Licor de Cacau Xavier, Necamin e Multielmin. Os efeitos colaterais mais comuns do mebendazol são: dor abdominal e diarreia. Este medicamento deve ser evitado na gravidez, exceto em situações extraordinárias, nas quais o médico avaliar que o risco da doença para a gravidez é maior que o do medicamento.

Metronidazol – É um antibiótico que também possui ação contra amebas e alguns protozoários. O seu espectro de ação em relação às parasitoses inclui: *Giardia lamblia e Entamoeba histolytica*. Os nomes comerciais do mebendazol são: Flagyl, Helmizol, Neo Metrodazol, Terconazol, Rozex. Os efeitos colaterais mais comuns do metronidazol são: náuseas, anorexia, vômitos, diarreia, cólicas abdominais, constipação e gosto metálico na boca. O metronidazol pode ser usado na gravidez em determinadas situações. Ele só está proibido no primeiro trimestre de gestação.

Niclosamida – É um anti-helmíntico indicado para o tratamento da *Taenia solium, Taenia saginata* e *Hymenolepis nana.* O nome comercial da niclosamida é Atenase. Os efeitos colaterais mais comuns são: náuseas, vômito, dor abdominal, diarreia, dor de cabeça e sabor amargo na boca. A niclosamida pode ser administrada durante a gravidez.

Nitazoxanida – É um anti-helmíntico de amplo espectro, com ação contra os seguintes parasitos: *Enterobius vermicularis, Ascaris lumbricoides, Strongyloides stercolaris, Ancylostoma duodenale, Necator americanus, Trichuris trichiura, Taenia sp, Hymenolepis nana; Entamoeba histolytica, Giardia lamblia, Cryptosporidium parvum, Blastocistis hominis, Balantidium coli e Isospora belli.* O nome comercial da nitazoxanida é Annita. Os efeitos colaterais mais comuns são: dor de cabeça, cólicas, diarreia, náuseas, vômitos e urina esverdeada. A nitazoxanida não deve ser administrada no primeiro trimestre de gravidez.

Oxamniquina - É um anti-helmíntico indicado para o tratamento do *Schistosoma mansoni.* O nome comercial do oxamniquina é Mansil. Os efeitos colaterais mais comuns são: náuseas, vômito, dor abdominal e diarreia. O oxamniquina não deve ser utilizado durante a gravidez.

Pamoato de pirantel – É um anti-helmíntico com ação contra os parasitos *Ascaris lumbricoides, Enterobius vermicularis, Ancylostoma duodenale* e *Necator americanus.* Os nomes comerciais do pamoato de pirantel são: Combantrin e Ascarical. Os efeitos colaterais mais comuns são: Náuseas, vômitos, diarreia, cólicas abdominais, dor de cabeça e tonturas. O pamoato de pirantel pode ser usado na gravidez

Praziquantel – É um anti-helmíntico muito utilizado no tratamento da teníase, cisticercose e esquistossomose. O seu espectro de ação inclui os seguintes parasitos: *Taenia saginata, Taenia solium, Schistosoma mansoni* e *Hymenolepis nana.* Os nomes comerciais do praziquantel são: Cisticid e Cestox. Os efeitos colaterais mais comuns do praziquantel são: dor abdominal, náusea, diarreia, vômitos, tonteira, sonolência, dor de cabeça e sudorese. O praziquantel pode ser administrado durante a gravidez.

Tiabendazol - É mais um anti-helmíntico que pertence à classe dos benzimidazólicos. O seu espectro de ação é semelhante ao do albendazol e do mebendazol, com algumas exceções, como a falta de ação contra *Taenia spp*. O tiabendazol costuma ser indicado para o tratamento de infecções por: *Ascaris lumbricoides, Enterobius vermicularis, Strongyloides stercoralis, Trichuris trichiura, Ancylostoma duodenale, Ancylostoma brasiliense, Toxocara canis* e *Echinococcus granulosus*. Entre os nomes comerciais mais famosos do tiabendazol estão: Thiaben, Tiadol, Micosbel, Tiaplex, Dazotil e Foldan. O tiabendazol é menos prescrito que o albendazol e o mebendazol por provocar efeitos colaterais com mais frequência, como: dor abdominal, náuseas, tonturas, diarreia, boca seca, cansaço, fraqueza e formigamentos. Este medicamento deve ser evitado na gravidez, exceto em situações extraordinárias, nas quais o médico avaliar que o risco da doença para a gravidez é maior que o do medicamento.

Livros publicados por Edson Perrone

1 - Livros didáticos

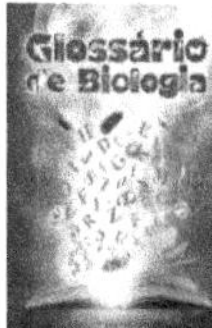

GLOSSÁRIO DE BIOLOGIA
Livro com mais de 16 mil verbetes sobre os mais diversos campos da biologia. 2010.

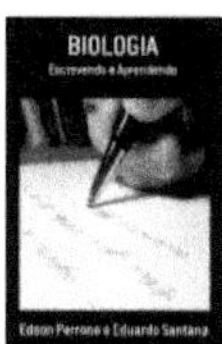

BIOLOGIA - ESCREVENDO E APRENDENDO
Ferramenta fundamental para evitar os erros durante provas discursivas. 2012.

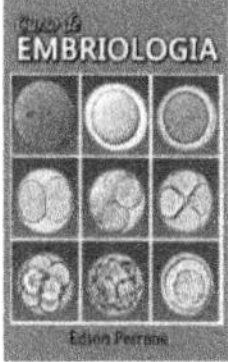

CURSO DE EMBRIOLOGIA
Livro com texto simples facilitando a compreensão do assunto para a realização das provas de vestibular, principalmente para a o curso da Emescam. 2012.

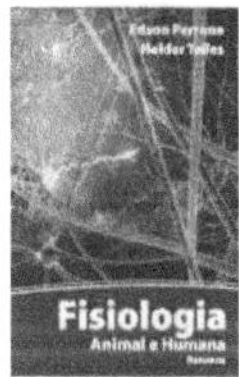

FISIOLOGIA ANIMAL E HUMANA
Livro de resumos com afirmativas que facilitam o aluno a entender o assunto de forma fácil e simples. 2012.

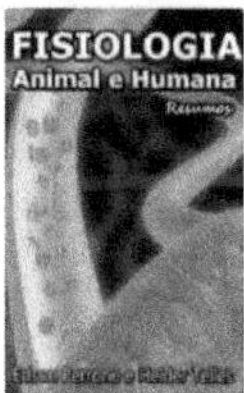

FISIOLOGIA ANIMAL E HUMANA
É uma versão simples do livro "Fisiologia Animal e Humana ", contendo os mesmos artigos na versão livro de bolso. 2012

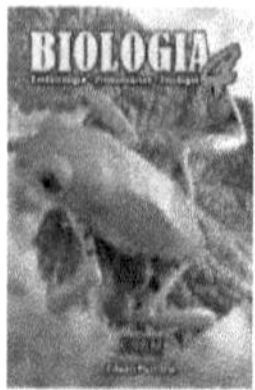

BIOLOGIA 4 - EMBRIOLOGIA, PROTOZOÁRIO E ZOOLOGIA.

Livro contemplando toda a matéria de biologia 4 ministrada no Centro Educacional Charles Darwin. Adequada para o Enem, com mais de 400 exercícios. 2013.

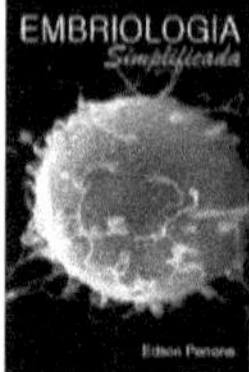

EMBRIOLOGIA SIMPLIFICADA

Esse livro tem como objetivo suprir a necessidade de material didático para as provas de vestibulares das principais Universidades particulares. 2015.

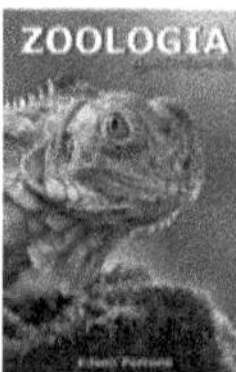

ZOOLOGIA & Protozoários

Livro didático contendo todos os principais assuntos sobre protozoários e zoologia visando os principais vestibulares das Universidades particulares. 2015.

2 - Livros paradidáticos

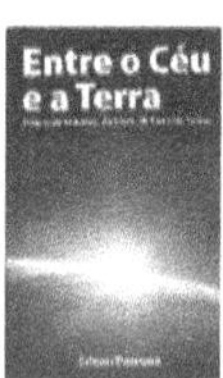

ENTRE O CÉU E A TERRA

Origem do Universo, da Terra, da Lua e do Tempo, sob o ponto de vista das mitologias e da ciência. 2011.

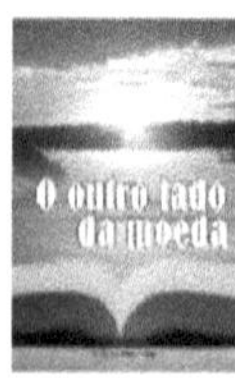

O OUTRO LADO DA MOEDA

Livro com 34 artigos divulgados e discutidos através da internet. Trata do radicalismo religioso e suas consequências. 2011.

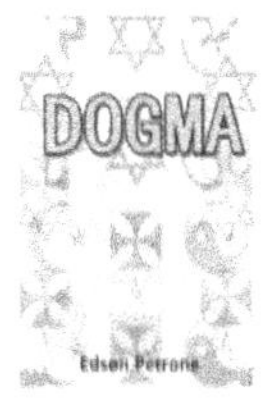

DOGMA
É uma versão simples do livro "*O outro lado da moeda*", contendo os mesmos artigos na versão livro de bolso. 2011.

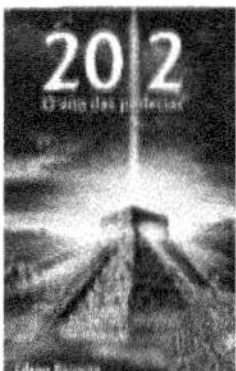

2012 - O ANO DAS PROFECIAS
Livro que discute as profecias de fim do mundo na história até o ano de 2012. 2012.

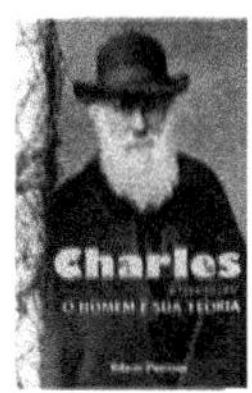

CHARLES DARWIN- O HOMEM E SUA TEORIA
Livro resumindo a vida de Darwin, antes e depois da sua viagem no navio Beagle. 2013.

3 - Livros científicos

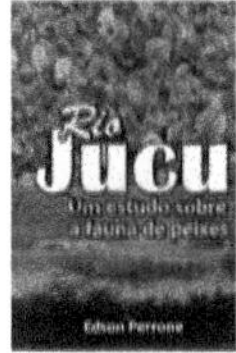

RIO JUCU - UM ESTUDO SOBRE A FAUNA DE PEIXES
Livro apresentando a vida de uma comunidade de peixes em um trecho do Rio Jucu, considerando sua distribuição sazonal, alimentação e reprodução. 2013.

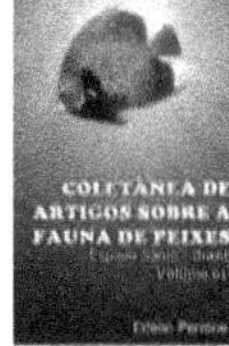

COLETÂNEA DE ARTIGOS SOBRE A FAUNA DE PEIXES - VOLUME 01
Esse livro agrupa dez artigos com os resultados de estudos sobre biologia de peixes realizados no Estado do Espírito Santo. 2013.

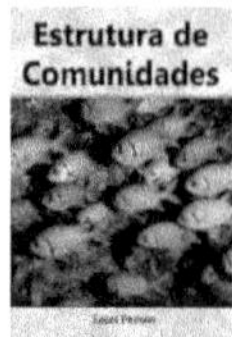

ESTRUTURA DE COMUNIDAES - AMOSTRA, DIVERSIDADE E SIMILARIDADE
Livro técnico que apresenta, de forma fácil e objetiva, maneira de se analisar as populações biológicas visando obter dados estatísticos que possam servir de base para monitoramento ambiental. 2014.

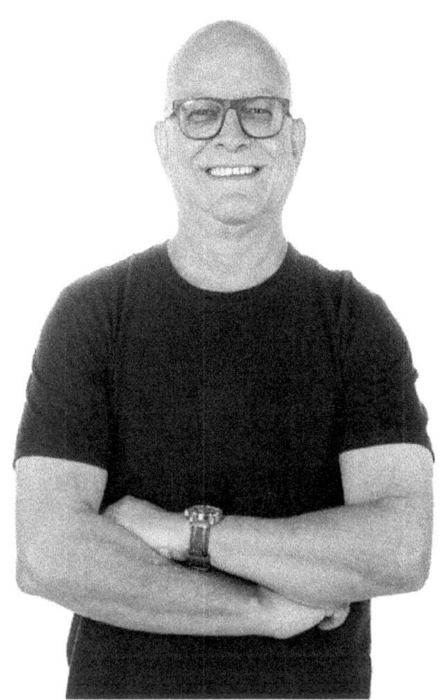

Edson Campos Perrone

É biólogo, formado pela UFES – Universidade Federal do Espírito Santo e pós-graduado pela UEM-NUPELIA – Universidade Estadual de Maringá – Núcleo de Pesquisa em Limnologia, Ictiofauna e Aquacultura. Foi Biólogo do Departamento de Biologia da UFES; diretor de pesquisa do Centro de Estudos Ambientais e professor de biologia durante muitos anos. Autor de vários artigos publicados em revistas científicas e de livros que foram listados anteriormente.

www.ingramcontent.com/pod-product-compliance
Ingram Content Group UK Ltd.
Pitfield, Milton Keynes, MK11 3LW, UK
UKHW021957190726
13853UKWH00004B/1580

9 786526 621493